Simone Niemann

VERSCHWENDE DEINE RESTJUGEND!

Wie ich durch Overdose-Dating und Bumsfallera zu mir SELBST fand

»Das halbe Unglück der Menschheit besteht darin,
dass der eine den anderen länger liebt als umgekehrt.«

George Sand

INHALT

VORWORT 5

Ich habe Alter, na und? 6

KAPITEL 1: Auf Single-Bells-Pfaden 11

Ein Mann aus dem Internet – und was ich damit tun habe 12

Warum weibliche Ü50-Singles so oft die Arschkarte ziehen, wenn sie online flirten 21

KAPITEL 2: »9½ Wochen« für Fortgeschrittene 29

Meine Männer und ich 30

Viggo, der eloquente Verführer 36

Arno, der süße Frettchen-Schlumpf 50

Jakob, der schüchterne Draufgänger 71

Drei Jahre, drei Reinfälle, keine Hochzeit – und höchste Zeit für Tabula rasa 102

KAPITEL 3: Adieu, Männer in der Andropause 119

Lektion gelernt: Warum ich nicht mehr in die alten Fallen tappe 120

Der Sis-Code für hotte Silver-Surferinnen 134

Wechseljahre ahoi – oder: Gefangen in der Katzenklappe 140

Wechseljahre ahoi – oder: Wenn dein Körper plötzlich schreit 156

Ein Blick nach vorn – oder: No Fake-Empire 164

KAPITEL 4: Unterwegs auf der Doppelwumms-Route 171
Warum gebundene Männer und Frauen ab einem gewissen Alter so gerne unprofessionell fremdflirten 172
50 Shades of irgendwas und das Dilemma mit der umgekehrten Pubertät: Paula will's noch mal wissen 175
Alte weiße Männer und Frauen – und wie Hollywood uns alle versaut hat 184
Expeditionen auf einem unerforschten Kontinent 189

KAPITEL 5: Wir Frauen 196
Was wir Frauen in der Mitte unseres Lebens (nicht mehr) wollen und was Sex damit zu tun hat 197
Was meine Freundinnen und ich wirklich wollen 201
Sex oder heute lieber Schokolade? 206
»Back to the 80s« ist auch keine Lösung, aber eine Wellness-Kur: Der Soundtrack deiner Jugend 212
Wenn nix mehr hilft, hilft nur eins: Laberyoga mit der besten Freundin 224
Brief an die hotte Ü50-Lady-Bitch: Glück passiert im Kopf 227

NACHWORT 229
Wie ich dazu kam, dieses Buch zu schreiben 230

ANHANG 234
Widmung 235
Dank 237
Impressum 240

VORWORT

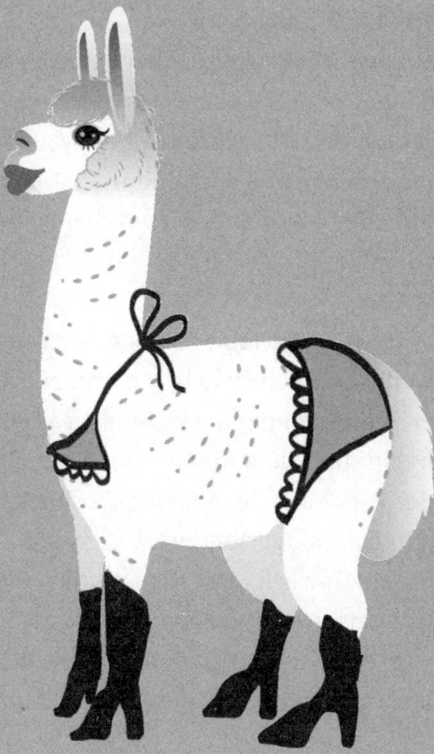

Ich habe Alter, na und?

Glaubst du, dass deine besten Jahre schon vorbei sind und es von nun an nur noch bergab geht? Dann lass dir Folgendes sagen: Glück passiert im Kopf – Alter aber auch. Und weil es so verdammt einfach ist, kannst du dich auch mit Nasolabialfalten im Gesicht bis zu deinem Lebensende jung fühlen: eine gute Nachricht, oder etwa nicht?

Es mag ja sein, dass Styler wie Karl Lagerfeld mit Aussprüchen wie »Ich habe kein Alter« früher die Nase vorn hatten, denn im letzten Jahrtausend gehörte es noch zum guten Ton, »ab einem gewissen Alter« mit Abwehrmanövern von der Frage abzulenken, wie viele Jahre man tatsächlich auf dem Buckel hatte. Aber keine Eier(-stöcke) in der Hose zu haben, ist heute keine Option mehr. Oder hast du als toughe Ü-irgendwas-Lady es etwa nötig, lange um den heißen Brei rumzureden und dein Geburtsdatum zu verheimlichen? Nicht über das eigene Alter zu reden ist so 90er – also total von vorgestern! Klar hast du es: Du hast Alter. Und das ist auch gut so!

Okay – ich habe selbst eine Weile gebraucht, bis ich so weit war, mich freiwillig damit zu beschäftigen, dass auch meine Restjugend ein Ablaufdatum hat. Alt – das waren immer nur die anderen. Doch dann kamen Corona und mit der Pandemie auch meine Wechseljahre. Auf einmal konnte ich nicht länger leugnen, dass mein Leben als städtisches Single-Gewächs genauso endlich war wie das der anderen Ü45-Anemonen, die langsam ihre Köpfe hängen ließen.

In diesem Buch erzähle ich aber nicht nur vom Älterwerden und von den Tücken, die damit verbunden sind, sondern auch eine Geschichte über das Erwachsenwerden: meine eigene Coming-of-Age-Story für die Generation 45plus – eine Story über eine smarte Lady, die sich von Männern aus dem Internet veräppeln lässt, obwohl sie es besser wissen müsste.

In die Wechseljahre bin ich quasi über Nacht hineingestolpert. Ihnen voraus ging ein für mich quälender Prozess: Ich verliebte mich innerhalb von drei Jahren dreimal hintereinander in Männer, die mich nicht haben wollten. Im Laufe meines Lebens war ich immer wieder an diesen schmerzhaften Punkt gekommen: Irgendein dahergelaufener Himbeertoni, der mir besonders attraktiv erschien, wies mich zurück und gab mir das kränkende Gefühl, nicht liebenswert zu sein. Erst als ich lernte, diesen Kreislauf des Immergleichen genauer zu betrachten, erkannte ich, dass das seltsame Spiel um Liebe sehr viel mit mir zu tun hatte und wenig mit den Typen, an die ich mein Herz verlor.

Was will der Mann, das unbekannte Wesen? Diese Frage trieb mich jahrzehntelang um, und ich musste 51 Jahre alt werden, bis ich erkannte, dass die Antwort darauf mich nicht glücklicher machen würde – dass Glück vielmehr im Kopf beginnt und Selbstakzeptanz die wichtigste Voraussetzung dafür ist. Wie es dazu kam, erfahrt ihr im ersten Kapitel, in dem es um Frauen im Klimakterium geht, Männer in der Andropause, Datingbörsen, Sex und das allgemeine Unbehagen in der modernen Beziehungskultur. – Ja, auch Frauen über 50 kommen nicht an der Partnersuche im Internet vorbei, schon gar nicht in Pandemiezeiten.

Wir leben in einer seltsamen Welt, in der die Jugend verherrlicht, die Liebe romantisch verklärt und das Älterwerden zur Tabuzone erklärt wird. In München klagt ein 44-jähriger Mann gegen Diskriminierung, weil ihm der Besuch einer Technoparty wegen seines Alters verwehrt worden war. Im Sauerland kippt ein Landgericht eine neunmonatige Bewährungsstrafe gegen eine 79-jährige Frau: Die Seniorin hatte regelmäßig Nackttänze vor dem Pfarrhaus aufgeführt und einem Pfarrer mehr als 20 Jahre lang nachgestellt. Die Richter sprachen sie frei: Es läge ein krankhafter Fall von Liebeswahn vor und kein strafbares Stalking.

Menschen sind komische Wesen – und Alter schützt vor Torheit nicht. Zu dieser Erkenntnis gelangte ich auf Umwegen, und in diesem Buch stelle ich euch einige Beispiele aus meinem Freundinnenkreis vor – denn: Glücklicherweise bin ich nicht die Einzige, die Dummheiten macht. Zwar haben Erwachsene einst als Kinder gelernt, aufrecht zu gehen, aber sie vergessen zu oft, dass der aufrechte Gang auch eine schöne Metapher für ein gelungenes Leben ist. Mit der Würde des Menschen, die angeblich unantastbar ist, verhält es sich ähnlich: Das seltsame Liebesleben einiger Best Ager ist nicht immer so würdevoll, wie Jugendliche es womöglich von ihnen erwarten.

Es gibt aber Hoffnung, Ladys! Vor allem ist es nie zu spät, um es richtig zu vermasseln – und am Ende doch noch die Kurve zu kriegen. Wie ich lernte, nicht länger auf meinen vermeintlichen Traumprinzen zu warten, davon erzähle ich also. Thema sind auch Glaubenssätze als Ausdruck für die Grundkonflikte, die uns seit Kindertagen quälen.

Einer meiner Glaubenssätze lautete immer: »Sei wie das Veilchen im Moose, sittsam bescheiden und rein – und nicht wie die stolze Rose, die immer bewundert will sein.« Dieser doofe Poesiealbum-Spruch veranlasste mich als Jugendliche dazu, mich stets in die zweite Reihe zu stellen und kleinzumachen – in jeder Beziehung, auch beim Dating. Bei Männern erreichte ich so, was ich unterschwellig selbst heraufbeschwor: Sie sahen in mir nicht die sexy Diva, die ich so gern für sie sein wollte, sondern eine Frau, die man jederzeit aufs Abstellgleis stellen konnte. Und das taten sie dann auch ... Ich wiederum bestätigte mir auf diese Weise ein ums andere Mal, dass ich es nicht wert war, geliebt zu werden, und dass das Alleinsein für mich die beste aller Lebensformen war. Ich sang lieber »Back to Black« mit Amy Winehouse, statt den Jungs zu zeigen, wo der Frosch die Locken hat. Bis ich mich eines Tages bewusst vor den Spiegel stellte und an meiner gebückten Haltung erkannte, dass ich mich so ähnlich verhielt wie meine Mutter: So, als müsse ich mich ständig für meine eigene Existenz entschuldigen.

In diesem Buch lernt ihr auch ein paar Geheimnisse über paarungswillige Menschen in den besten Jahren kennen. Es geht um vermeintlich »reifen Sex«, darum, was Erwachsene sich darunter vorstellen, und um Best Ager, die tief in ihrem Herzen immer noch Kinder sind – oder genauer: Pubertiere, die in die Jahre gekommen sind. Sie tun meist nur so, als seien sie schon volljährig. Und das ist bis zu einem gewissen Grad auch gesund, weil jede Flause im Kopf vitalisierend auf unseren Organismus wirkt. Gefährlich wird die Situation erst, wenn Männer und Frauen im besten Alter kein Gespür für ihre eigenen Nöte haben.

Auch ich habe die Signale, die mein Körper mir gab, lange überhört. Doch die Phase der postpubertären Ignoranz liegt nun hinter mir. Heute weiß ich, dass sich in der Mitte des

Lebens, in der Zeit des Wechsels, entscheidet, ob man seine zweite Halbzeit relativ zufrieden genießen kann, ob man offen bleibt für Neues – oder ob man zunehmend vergreist und verbittert. Wir machen uns die Welt – diese Pippi-Langstrumpf-Maxime gilt zwar –, aber leider oft nicht so, wie sie uns gefällt. Herauszufinden, was unsere Seele zum Schwingen bringt, ist darum einer unserer ständigen Aufträge – und Selfcare kein esoterischer Humbug.

KAPITEL 1

AUF SINGLE-BELLS-PFADEN

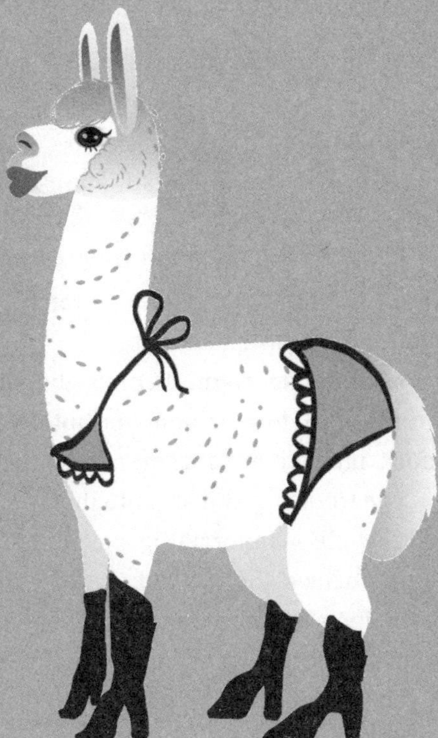

Ein Mann aus dem Internet – und was ich damit zu tun habe

Single-Frauen leben im Paradies, jedenfalls sexuell gesehen! Ansonsten sind sie bemitleidenswerte Kreaturen. Das glauben jedenfalls viele Außenstehende, denen ich im Laufe der Zeit begegnet bin und die mir gegenüber nicht mit ihrer Meinung hinter dem Berg hielten. In den vergangenen Jahren gab es keinen 50. Geburtstag, kein Fest und keine Silberhochzeit, auf der ich im fortgeschrittenen Stadium des Alkoholrausches nicht von irgendeinem Verheirateten auf meinen Solostatus angesprochen wurde. In der Regel klang das so:

»Was, du lebst ganz allein? Das geht doch nicht!«

»Sag mal, hast du denn immer noch nicht den Richtigen gefunden?«

»Na ja, in der Großstadt kannst du ja auch jede Freiheit auskosten, was?«

»Jetzt tu mal nicht so! Du bist doch auch kein Kind von Traurigkeit und springst jede Nacht mit einem anderen ins Bett, nicht wahr? Hahaha!«

»Ach komm, wenn dich hier heute Abend keiner kennen würde und du hier anonym unterwegs wärst, würdest du doch auch mit mir abziehen, oder nicht?«

Von trutschig und alttantenhaft besorgt bis anzüglich und alte-weiße-männermäßig voll daneben waren alle Kalenderspruchweisheiten dabei. Und abgesehen davon, dass es keinen Spaß macht, sich ausgenudelte Allerweltsphrasen anzuhören, ist es auch total überflüssig, sich von buckligen Fremden, denen ich ja auch nicht in ihr Sexleben reinquatsche, sagen lassen zu müssen, dass es nicht okay ist, eine mittelalte Single-Frau ohne Anhang zu sein.

Zu noch späterer Stunde gelangten die Buckligen immer zu folgender Ansicht:

»Irgendwann bist du alt und hast keinen, der dich versorgt. Das ist schlimm. Ganz, ganz schlimm ist das!«

In nüchternem Zustand hätte mich so ein bräsiges Gerede in den Wahnsinn getrieben, aber zum Glück gibt es auf Festen immer hochprozentige Getränke in der Nähe – ein Angebot, das Ältere wie ich dankbar annehmen. Und so konnte ich übergriffige Bemerkungen mit genügend Gin im Polster leicht abfedern: »Ja, schlimm ist das, ganz, ganz schlimm! Schlimm ist auch, dass ein Mann über 60 mit Bluthochdruck und einem Bierbauch, wie du ihn hast, Torsten, sechs bis acht Jahre früher stirbt als seine Frau. Und deine Monika sitzt dann ganz allein da, ohne dich, Torsten! Schlimm ist das! Ganz, gannzzz schlimm ist das!«

Das wirklich Schlimme an meiner Situation ist aber nicht die Tatsache, dass ich eines Tages allein sterben werde – das müssen wir schließlich alle mal. Vielmehr geht es um die kurze Frist vor meinem großen Abgang, also um ein intensives Hier und Jetzt und eine möglichst gute Zeit auf Erden. Und die will ich mir nicht von dahergelaufenen Buckligen vermiesen lassen.

Tatsächlich leben wir Frauen – vor allem wir mittelalten – im 21. Jahrhundert im Paradies. Wir könn(t)en die Errungenschaften der Emanzipation, die die Suffragetten und Lila-Latzhosen-Trägerinnen für uns erkämpft haben, in vollen Zügen genießen – jedenfalls theoretisch betrachtet. Denn:

Das Überangebot an abgelegten Männern ab Mitte 40 ist riesig! Und täglich werden es mehr!

Rein hypothetisch beleuchtet könnten alleinstehende Frauen wie ich einfach zugreifen und aus dem riesigen Reservoir an gebrauchten Vintage-Männern der Marke geschiedener Single oder (ewiger) Junggeselle schöpfen. Doch an diesem Punkt fangen die Schwierigkeiten an. Denn erstens ist Quantität nicht gleich Qualität. Und zweitens gibt es zwar genug Willige, aber die meisten haben eine Vergangenheit – und die ist problembehaftet beziehungsweise nicht abgeschlossen.

Ob jemand mit seinem Vorleben abgeschlossen hat oder nicht, wird meistens schon beim ersten Date klar, wobei folgende Formel als Faustregel gilt: Je länger die Vergangenheit eines Mannes zurückreicht, desto schwerer wiegt auch die Beziehungskiste, die er mit sich rumschleppt. Schaust du da rein, weil er die Klappe ungefragt öffnet, fühlt es sich meist so an, als würdest du unfreiwillig Draculas Schloss betreten, in dem lauter Spinnweben hängen.

»Nicht abgeschlossen« ist deshalb eine Wortkombination, auf die ich besonders allergisch reagiere. Ein nicht abgeschlossenes Studium ist okay. Aber eine nicht abgeschlossene Beziehungskiste kettet einen Mann, mag er auch noch so süß sein, an seine Ex und lässt ihn blind werden für die herrliche Zukunft, die er mit dir haben könnte – theoretisch betrachtet.

Vor allem frisch Getrennte hängen häufig wie Marionetten an unsichtbaren Fäden, die meist die Ex in der Hand hält. Schaust du näher hin, offenbart sich ein toxisches Beziehungsgeflecht, in dem du dich nicht verfangen solltest.

Bevor die Klappe sich endgültig schließt und Dracula kommt, ist Flucht in so einem Fall die beste Entscheidung.

Für Single-Frauen wie mich gibt es grundsätzlich zwei Möglichkeiten, Männer meines Alters kennenzulernen. Ganz klassisch auf analogem Weg, was in Zeiten schneller Entscheidungen langwierig sein kann, selbst wenn gerade keine ansteckende Virusvariante unterwegs ist. Und auch schwierig, weil auf ausgeleierten Ü40-Partys eh nur Typen über 60 rumstehen, die aussehen wie über 70 und zu allem Überfluss Foxtrott tanzen wollen. Oder frau geht da gar nicht erst hin und sucht sich gleich einen Mann aus dem Internet. Ein »Mann aus dem Internet« ist wie der viel beschworene »Mann aus dem Meer« eine sagenumwobene, fast mythische Erscheinung und bietet reichlich Fläche für die schönsten Projektionen.

Tatsächlich einen passenden Kandidaten in den Untiefen des Netzes zu finden, ist aber leider so wahrscheinlich wie vier Wochen durchgängiger Sonnenschein auf einer schottischen Insel. Wenn eine Frau Mitte 30 flirten will, findet sie über eine Dating-App sicher viele Männer, die auf den ersten Blick wenigstens ihren optischen Ansprüchen genügen. Ab Mitte 40 verengt sich der Kreis von Tag zu Tag rasant. Auf einmal wird deutlich, warum Intelligenz und Warmherzigkeit im Alter eine größere Rolle spielen als gutes Aussehen und weshalb altersbedingte Kurzsichtigkeit auch ein großer Segen sein kann: Die meisten Ü50-Kandidaten sind nämlich alles andere als gut gealtert und wirken wie mehrfach benutzte Auslaufmodelle auf dem Grabbeltisch. Hilfe, was ist mit diesen Grandseigneurs passiert, dass die sich derart verwahrlost im Internet präsentieren? Wollen die ernsthaft eine Frau kennenlernen oder üben die heimlich für den Tag, an dem sie als Abschreckungswaffe den Dritten Weltkrieg verhindern werden?

Meine Freundin Else, mit der ich die Ü50-Auswahl in einem Radius von etwa 130 Kilometern eingehend abgecheckt habe, hat eine eindeutige Meinung dazu: »Ab einem bestimmten Alter ist jeder für sein Gesicht verantwortlich.« Junge Menschen können so viel zechen, wie sie wollen, und sehen am nächsten Tag trotzdem wie frisch geschlüpft aus – sogar mit Socken, Sandalen und Radlerhose. Die Sünden einer miserablen Lebensführung hingegen werden ab Mitte 30 bemerkbar. Wenn man dann nicht gegensteuert, sieht man mit 50 so aus wie eine Karteileiche bei Tinder.

Dazu muss ich sagen, dass weder ich noch sie überzogene Ansprüche haben. Männer, die so glatt aussehen wie von der Kuh geleckt, sind mir suspekt. Ich stehe auf windschiefe Nasen. Ein Bauchansatz oder eine Glatze schrecken mich nicht ab. Aber seit ich mich im Internet nach einem Mann umgesehen habe, weiß ich, dass »gepflegt« keine leere Worthülse der Kosmetikindustrie ist, sondern eine erstrebenswerte Eigenschaft, die einen dezenten Hinweis darauf gibt, ob sich jemand gut um sich selbst kümmern kann und auch ohne Frau lebensfähig ist. Die optische Präsentation älterer Männer in Datingbörsen lässt in diesem Punkt zu wünschen übrig, und ich hoffe, dass der Querschnitt, der da zu finden ist, keine Rückschlüsse auf die Realität zulässt.

»Vielleicht mangelt es diesen Kerlen nur an Werbekraft«, habe ich zu Else gesagt. »Sie haben einfach nicht gelernt, mit Schmollmund vor dem Badezimmerspiegel zu stehen und sexy Selfies von sich zu machen.«

Else meint, dass das Quatsch sei, denn Probleme wie sichtbare Mundfäulnis seien hausgemacht und eindeutig Zeichen für mangelnde Hygiene. Und selbst wenn die Bäuche einiger Kandidaten noch als süße Corona-Plauzen durchgingen, hätten andere in den letzten 20 Jahren »zu stark und unvorteilhaft angekörpert«.

Wie frau es auch dreht und wendet, schöntrinken können wir uns diese Kerle nicht. Und dass Matze, 53, 1,72 Meter groß, Nichtraucher und Autofahrer, damit wirbt, dass er »keinen Haarausfall« hat, macht die Sache auch nicht besser. Um nicht depressiv zu werden, habe ich mich bei Tinder abgemeldet. Und nach kurzer Zeit wieder angemeldet, weil die Feldforschung im echten Leben auch nichts brachte.

»Schau beim Stalken der Profile lieber auf die inneren Werte und das, worauf es wirklich im Leben ankommt«, empfahl mir Else, die zu diesem Zeitpunkt gerade glücklich in ihren Lutz verliebt war und es nicht nötig hatte, selbst nach einem Mann im Internet zu suchen.

Doch was schlüssig klang, entpuppte sich lediglich als nächste Stufe der Desillusionierung. Denn dass die Optik kein entscheidendes Kriterium der Partnerwahl ist, sollten ältere Ladys wissen. Andernfalls ist ihnen eh nicht mehr zu helfen. Die eigentliche Schwierigkeit besteht nicht darin, einen Mann zu finden, der toll aussieht, sondern einen, der in ganzheitlicher Weise attraktiv ist – und zwar nachhaltig und dauerhaft. Beim Chatten und im Nahkontakt mit einigen Tinder-Dates habe ich in den vergangenen Jahren festgestellt, dass es so einen Mann aus dem Internet nicht gibt.

Aber immerhin konnte ich einige Exemplare, die sich dort herumtreiben, eingehend studieren, was ja auch nicht ohne Wert für die Lebenserfahrung ist.

So habe ich gelernt, bei Kandidaten, die eine Redewendung wie »den Moment lebend« verwenden, sofort nach links zu wischen, weil sie definitiv »nichts Längerfristiges« suchen und ausschließlich an Sex interessiert sind. Dazu zählen ältere Männer, die in ihrem Profil schreiben, dass sie Bücher von Charles Bukowski lieben, außerdem alle sogenannten »Genussmenschen« und generell DILFs. Ein DILF – ein *Daddy I'd like to follow* – ist ein mittelalter und überaus charmanter Familienvater, der am Wochenende von Wolfsburg nach Frankfurt zu seiner Familie fährt und sich in der fremden Stadt, in der er arbeitet, also in diesem Fall in Wolfsburg, eine Geliebte wie einen schnittigen Zweitwagen zulegt.

Die Suche in einer Datingbörse gestaltet sich zeitweise so zähflüssig wie die Erforschung eines vollen Sirupbechers mit der Taschenlampe. Und die Chance, im Internet einen passenden Mann zu finden, ist so groß wie die, ein saftiges Stück Steak auf einem Oldschool-Grill zu ergattern: Das meiste Fleisch ist längst verkohlt.

Was tut eine ältere Lady, wenn sie die Wahl zwischen Pest, Cholera und Corona hat? Was macht sie, wenn sich ein Graben auftut zwischen ihr und männlichen Best Agern, die zwar noch »im Saft stehen«, aber für ihre Zwecke ausschließlich hotte Ü30-Ladys suchen? Was ist andererseits mit Typen, denen nicht nur das Testosteron ausgeht, sondern auch das Feuer, wie Uschi Obermaier es sagen würde?

Was mit solchen, die so durchgeknallt sind, dass jede Rettung zu spät kommt? Oder mit solchen, die sich für intellektuell halten, weil sie Dan Brown gelesen haben? Und mit solchen, die keinen gesteigerten Reiz darin sehen, sich mit einer durchschnittlich attraktiven Frau gleichen Alters einzulassen? Was soll frau mit Männern anfangen, die mit 51 Jahren immer noch nicht küssen können und Star-Wars-Figuren in ihrer »Bude« horten? Oder mit solchen, die an vorzeitiger Arterienverkalkung zu leiden scheinen und sich wie ein Waldschrat benehmen? Und mit solchen, die zwar super aussehen und heftig flirten, aber plötzlich Penisbilder schicken? Was ist mit Typen ohne Personality oder mit denen, die sich hinter einer dicken Charaktermaske verstecken?

Das Problem ist, dass frau irgendwann nicht mehr nach einem Mann aus dem Internet sucht, sondern nach dem Haken daran. Zeitweilig scheint es so, als seien bei Tinder nur Beziehungsgestörte. Wer mit 50 noch Single ist, muss doch eine Bindungsschwäche haben, oder nicht? Diese Frage habe ich mir gestellt und bin vor einigen Jahren, als ich mich zum ersten Mal in diesem Portal angemeldet habe, leider nicht darauf gekommen, dass sie auch etwas mit mir zu tun haben könnte. Stattdessen schob ich Torschlusspanik und fragte mich, warum ich mir diese Onlinedating-Folter trotz des miserablen Angebots freiwillig antat. Warum sollte ich noch einmal aktiv werden, obwohl ich bislang ganz gut allein durchs Leben gesurft war?

Meine Antwort lautete: »Darum! Weil ich mich mit Ende 40 noch jung fühle und es in zehn Jahren vielleicht zu spät ist! Weil ich irgendwann bucklig bin und mich dann keiner mehr haben will! Weil ich jetzt lebe und nicht morgen! Weil ich spüren will, dass ich eine Frau bin – am besten noch heute Nacht! Und überhaupt! Ich will meine Restjugend verschwenden – und zwar gleich und sofort. Basta!«

All das und noch vieles mehr dachte ich und meldete mich unter dem Motto »Probieren geht über studieren« wieder bei Tinder an. Dass es keine gute Idee ist, sich in einem eher desolaten und bedürftigen Zustand in einer abgewrackten Datingbörse einzuloggen, kam mir nicht in den Sinn. Stattdessen verdaddelte ich meine knapp bemessene Zeit damit, Bilder von fremden Männern auf dem Display nach links oder rechts zu wischen. Und im Anschluss an diese kurze Phase verliebte ich mich bis über beide Ohren in den erstbesten Kandidaten, der mir bei der Suche unterkam, und setzte sofort meine rosarote Brille für ihn auf.

Ich war so dankbar, dass ich ihn gefunden hatte! Also klammerte ich mich wie ein Äffchen an ihn – und schaute nicht so genau hin, wer er überhaupt war. So ist das nun mal, wenn frau sich mitten in der Alterspubertät befindet.

Warum weibliche Ü50-Singles so oft die Arschkarte ziehen, wenn sie online flirten

Bridget Jones und Carrie Bradshaw haben uns beispielhaft gezeigt, dass das Leben paarungswilliger weiblicher Singles mit immer mehr Jahren auf dem Buckel nicht unbedingt einfacher wird. In »Schokolade zum Frühstück« beschreibt die britische Autorin Helen Fielding das ziemlich männerlose Leben der Ü30-Lady Bridget, die mit ihren besten Freunden zentrale Fragen des Daseins löst – von der Bindungsunfähigkeit der Kerle bis zur Interpretation von Schwangerschaftstests.

In der Serie »Sex And The City«, die auf den Texten der amerikanischen Schriftstellerin Candace Bushnell basiert, geht es um die New Yorker Kolumnistin Carrie, die etwas älter ist als Bridget, aber mit ihren drei Freundinnen über ähnliche Dinge spricht. Auf einer Insel namens Manhattan dreht sich für die vier »Mädels« (fast) alles um die Suche nach Mr. Right. Zusammen mit Samantha, Charlotte und Miranda verhandelt Carrie offenherzig über Blowjobs, Trennungen und Hochzeitsfieber. Und in ihren Glossen erörtert sie, ob ein Vibrator nicht besser ist als ein fester Partner, und zieht poetisch anmutende Schlüsse: »In einer Stadt der zahllosen Möglichkeiten gibt es manchmal nichts Schöneres, als zu wissen, dass man nur eine hat.«

Für Bridget und Carrie war es schon schwer, einen geeigneten Typen an Land zu ziehen. Sie waren lange auf der Suche und landeten beide bei Männern, in die sie sich hoffnungslos verliebten, obwohl weder Mr. Big noch Daniel

Cleaver wirklich zu haben waren. Dennoch hatten es Bridget und Carrie in einem zentralen Punkt einfacher als ältere Singles gegenwärtig: Ihr Leben spielte sich noch analog ab – frei von blöder Onlinedating-Juckelei, WhatsApp und Co. Außerdem hatten sie als Thirtysomethings andere Ansprüche an eine Partnerschaft als Frauen Mitte 40 oder 50.

Als eingefleischte Expertin fürs Solofach weiß ich aus Erfahrung: Paarungswillige Ü-irgendwas-Single-Ladys müssen erst mal eine Hürde wie Parship, Tinder und Co. nehmen, wenn sie *reale* Männer kennenlernen möchten. Wenn Paare Sex haben wollen, können sie sich zusammenraufen und sei es nur für den guten Zweck. Sie können jederzeit miteinander schlafen, selbst wenn sie sonst zerstritten durchs Leben laufen und seit Jahren kein Wort mehr am Küchentisch miteinander gewechselt haben. Meist ist der Geschlechtsverkehr sogar besser, wenn beide ein bisschen aggressiv aufgeladen und »kinky« unterwegs sind.

Singles haben diese Möglichkeit nicht. Laut einer Bitkom-Studie aus dem Jahr 2019 hat bereits jeder dritte Deutsche die Liebe im Internet gesucht – auch in der Gruppe der 30- bis 49-Jährigen und 50- bis 64-Jährigen. Corona hat den Trend noch verschärft. Die Zahl der Single-Haushalte ist in den vergangenen Jahren trotz eines gewissen Schwunds durch Corona hoch geblieben. Rund 16,6 Millionen Menschen lebten in Deutschland im Jahr 2021 allein, hat das Statistische Bundesamt errechnet. Der Anteil der Single-Haushalte lag damit bei 40 Prozent, wobei vor allem junge Männer und ältere Frauen sich für diese Variante entschieden haben.

Die Wahrscheinlichkeit, sich als ledige und mittelalte Lady in einem Datingportal zu verirren, ist also groß. Die Chance, auf diese Weise tatsächlich einen festen Partner zu finden, ist gefühlt jedoch noch geringer als die, einen entspannten Lebensabend auf Capri zu verbringen, wenn der Drogenboss Pablo Escobar dir auf den Fersen ist. Warum viele von uns trotzdem in den sauren Apfel beißen, zeigt folgender Ablauf (von analog bis digital) beispielhaft.

PS: Leider keine Übertreibung.

Phase Nr. 1: Du möchtest gern einen älteren Mann kennenlernen. Am liebsten einen ganz normalen. Aber, hey, normal, was heißt das schon? Geht es vielleicht ein bisschen konkreter? Okay. Einen mit Beruf. Intelligent, ehrlich, humorvoll, gut aussehend, wobei das ja relativ ist – für sein Alter gut aussehend. So einen möchtest du. Kann doch nicht so schwer sein!

Phase Nr. 2: Im Laufe der Zeit merkst du: So einen Mann gibt es nicht, jedenfalls nicht im echten Leben. Du hast danach gesucht: tagsüber im Supermarkt, nachts auf der Piste, im Urlaub auf Korsika, auf Kaffeefahrten und in deiner Handtasche. No way – keine Chance. Du kapitulierst und versuchst es mal im Netz. Kann ja nicht schaden, denkst du.

Phase Nr. 3: Du willst im Internet nach deinem Traummann suchen, aber in welchem Datingportal lungert der rum? Kostenpflichtige Börsen sind teuer, und du kannst sie nicht jederzeit kündigen für den Fall, dass dir dein Herzbube morgen früh beim Überqueren der Straße doch noch zufällig vor die Füße stolpern sollte. Dating mit Niveau ist eine ganz schön knifflige Angelegenheit, fast schon höhere Mathematik, stellst du fest. Bevor es ans Flirten geht, musst du erst mal einen umfangreichen Fragenkatalog beantworten. Puh, viel zu anstrengend! Du kapitulierst und entscheidest dich für die Variante »billig und schnell«, also für Tinder und Co. Du ahnst ja nicht, welche Konsequenzen das haben wird.

Phase Nr. 4: Du hast dich bei einer kostenlosen Datingplattform angemeldet und sondierst das Angebot. Die Schwemme der Ü50-Männer ist zwar immens, aber infrage kommen maximal zwei von 1000 Kandidaten. Dich beschleicht das unbehagliche Gefühl, dass viele der Kerle mit den Aussagen über sich schummeln und du bei einigen locker 20 Jahre auf das angegebene Alter draufpacken musst.

Phase Nr. 5: Du chattest mit Hans-Werner. Der ist wahrscheinlich schon Anfang 60, aber seine Nase ist sausexy, und er ist der deutschen Sprache einigermaßen mächtig. Als du ihm schreibst, dass du nicht 39, sondern schon 47 bist und eigentlich was Festes und keine Affäre suchst, löst er das Match auf, ohne zu erklären, warum.

Phase Nr. 6: Du bist bedient. Unglaublich, was sich so ein alter Pimmelkopf wie Hans-Werner rausnimmt! Viel hat sich im Datingsektor nicht geändert, seit du zum ersten Mal mit Mitte 30 – damals noch heimlich mit Sonnenbrille in einem zerlumpten Internetcafé am Stadtrand – nach Männern gesucht hast. Vorläufiges Fazit: Rund 15 Jahre später ist es mit der digitalen Partnersuche nicht einfacher geworden. Die Typen sind nur älter geworden. Und hässlicher.

Phase Nr. 7: Du bist tapfer am Ball geblieben und um einige Erkenntnisse reicher: Die Loser, die dir früher schon bei friendscout24 begegnet sind, triffst du nun in diesem Portal wieder. Das Wort Resterampe kommt dir in den Sinn. Du streichst es aber schnell aus deinem Kopf, weil es positive Ausnahmen gibt – dich zum Beispiel!

Phase Nr. 8: Match- und Chatmöglichkeiten gibt es wie Sand am Meer, ein echter Proband zum Treffen ist dir aber leider noch nicht untergekommen. Die Sache gerät meistens bei der ersten Hürde – beim Onlineflirten – ins Stocken. Entweder die Kerle gehen direkt in die Vollen und belästigen dich ungefragt mit ihren sexuellen Fantasien. Oder sie wollen Nacktfotos sehen. Oder sie stellen Fragen, die du dir selbst noch nie gestellt hast beziehungsweise nicht beantworten kannst, weil du sie nicht verstehst: »Bist du sexpositiv und sapiosexuell?«, will Waldemar wissen. Sexpositiv? Meint er Aids, oder was? Dein letzter Test war negativ. Trotzdem googelst du vorsichtshalber nach dem Wort – und auch nach dem anderen: Sapiosexuell bezeichnet die »erotische Hingezogenheit zum Intellekt einer anderen Person«. Waldemar will also dein Gehirn ficken. Das ist dir eindeutig zu pervers! Die Sache mit Waldemar wird zu kompliziert. Du kündigst das Match ohne eine weitere Erklärung.

Phase Nr. 9: Ein anderer will wissen, ob du grün wählst und welche Praktiken du bevorzugst. Kerle, die beim Sex eine politisch korrekte Haltung einfordern, sind dir entschieden zu anstrengend! Du schreibst ihm, dass du bi-ba-butzemannsexuell bist und nach der Devise lebst: Hauptsache, es macht Spaß.

Als er daraufhin nicht mehr antwortet, löst du das Match auf. Humorloser Wicht! Langsam fragst du dich, ob in dir ein alter weißer Mann schläft, weil dir das Gerede über deine sexuelle Orientierung langsam auf den Senkel geht. Alle sollen – bitte schön – sein, wie sie wollen und können, aber du machst da nicht mehr mit. Das ständige Kreisen um das Thema Geschlecht, sei es nun aus sexistischer oder politisch korrekter Perspektive – hat was Manisch-Pubertäres an sich, findest du. Und Demokratie im Bett gibt es nun mal nicht. Basta!

Phase Nr. 10: Gegen Vorwärtsgewandtheit hast du nichts auszusetzen. Du tinderst mit einem attraktiven Mann, der nicht nur sein Sternzeichen, sondern auch seinen Aszendenten kennt. Wow! Manchmal trägt er Nagellack und Kleider, ist aber definitiv nicht schwul. Einfach mega! Du schockverliebst dich in diesen Charmeur. Das einzige Problem: Du bist nicht die Einzige! Auch andere Ladys stehen auf ihn. Und er macht keinen Hehl daraus, dass er sich mit vielen Frauen trifft. Er nennt es Polyamorie – du nennst es problematisch. In dir ist definitiv ein alter weißer Mann erwacht, der rumpoltert und sein Recht einfordert. Nur welches Recht – und worauf?

Phase Nr. 11: Alkohol hilft. Das wusste schon Bridget Jones.

Phase Nr. 12: Aber wie viel Alkoholeinheiten waren noch mal drin, ohne am nächsten Morgen an Migräne zu sterben?

Phase Nr. 13: Du beendest deine »blaue Periode« und wirfst das Leergut in den Altglascontainer. Resilient, wie du nun mal von Natur aus bist, setzt du vorerst einen Haken hinter das leidige Thema Onlinedating und denkst abgeklärt über die Sache nach: Sieh es positiv! Du bist offenkundig nicht zu alt für die Partnersuche im Netz. Die meisten Typen, die was von dir wollen, haben mindestens 20 Jahre mehr als du auf dem Buckel und sind balztechnisch immer noch aktiv. Ergo: Fürs Flirten im Netz kannst du gar nicht alt genug sein – das macht Hoffnung! Und außerdem: Dass die Generation Gold ähnlich konfus und orientierungslos in Sachen Liebe unterwegs ist wie die halb erwachsenen Söhne und Töchter deiner Freundinnen, ist ebenfalls ein Aspekt, der darauf hindeutet, wie jung im Geiste Best Ager heutzutage sind. Im Grunde genommen laufen sie immer noch wie der frisch geschlüpfte Calimero mit einer Eierschale auf dem Kopf herum – und das mit Mitte 50. Das ist doch irgendwie süß!

Phase Nr. 14: Abgesehen von diesen guten Seiten überwiegt dein Frust. Bei Tinder nach intelligentem Leben zu suchen ist in etwa so Erfolg versprechend wie der Versuch, sich selbst einen Mitesser auf dem Rücken auszudrücken. Du ahnst, dass die Tochter deiner Kollegin weiter ist als du: Luise hat gesagt, dass sie ihren Körper niemals wie Ware im Internet ausstellen würde. Nie! Wie weise!

Phase Nr. 15: Dir schwant, dass männliche Singles in deinem Alter eventuell nicht nur coronabedingt rübergewechselt sind und sich auf reinen Cybersex spezialisiert haben. Echte Frauen mit echten Gefühlen überfordern solche seltsamen Exemplare komplett. Die, mit denen du gechattet hast, waren entweder bindungsängstlich und kontaktvermeidend oder beziehungssüchtig oder alles auf einmal. Noch schlimmer: Du befürchtest, dass diese ganze Angelegenheit auch etwas mit dir zu tun haben könnte, schließlich hast du schon Bücher von Stefanie Stahl gelesen und kennst dein inneres Schattenkind. Du schiebst diesen Gedanken beiseite und meldest dich bei Tinder ab. Wenn das Schicksal es will, wirst du deinem Traumprinzen schon noch begegnen!

Phase Nr. 16: Corona ist vorbei, aber er ist immer noch nicht vom Pferd und vor deine Tür gefallen. Auch der Paketdienst hat ihn bisher nicht vorbeigebracht. Du meldest dich wieder bei einer Datingplattform an – und es muss schnell und billig wie mit einem Last-Minute-Urlaub gehen. So viel Zeit hast du schließlich nicht mehr. Und außerdem: Mittlerweile bist du ein Onlinedating-Profi und kennst dich mit Zoom-Sitzungen aus. Du bringst deine Belange in deiner Tinder-Kontaktanzeige mittelalterlich und zugleich cool auf den Punkt:
*»**Suche Mann**, der Bock hat auf eine Ü50-Lady, die Partnerschaft noch trainieren muss und offen mit ihrer Bindungsschwäche umgeht. Bitte nur ernst gemeinte Zuschriften. No WhatsApp! Emoji-Gedöns sucks!«*

Du überlegst kurz und formulierst das Ganze um:
*»**Will einen Mann finden**, der Bock hat auf eine Ü50-Lady, die Partnerschaft noch trainieren muss und offen mit ihrer Bindungsschwäche umgeht. Bitte nur ernst gemeinte Zuschriften. No WhatsApp! Emoji-Gedöns sucks!«*

Phase Nr. 17: Fortsetzung folgt ...

KAPITEL 2

»9½ WOCHEN« FÜR FORTGESCHRITTENE

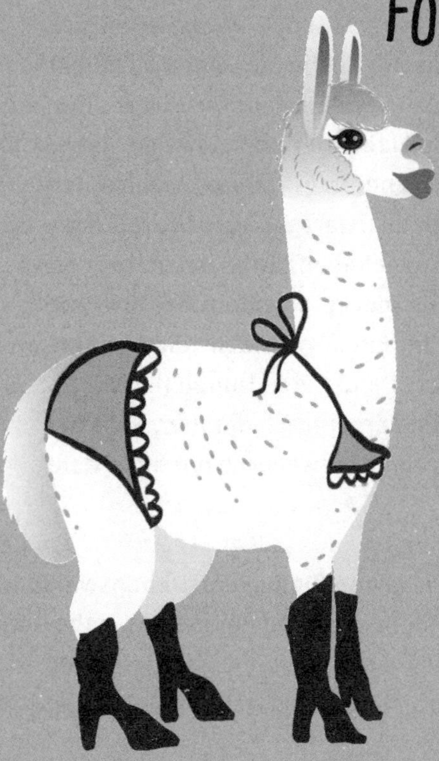

Meine Männer und ich

Mit Mitte 40 habe ich noch geglaubt, mein Verhältnis zu Männern sei ganz normal. Ich dachte, wenn ich ernsthaft an einer längerfristigen Beziehung interessiert wäre, hätte ich doch längst einen an meiner Seite, mit dem ich all das machen könnte, was Middle-Ager-Paare gemeinhin tun: Sie fahren zusammen in den Urlaub, kochen mit Freunden und lästern anschließend gemeinsam über deren schräge Ansichten. Sie machen Hausaufgaben mit den Kindern, besuchen die Schwiegereltern und lästern über diese getrennt voneinander – er über ihren Vater und sie über seine Mutter. Sie überstehen gemeinsam 50. Geburtstage, sehen sich im Möbelhaus nach einer neuen Küche um, regen sich über die Hamsterkäufe des anderen auf, ärgern sich über sinnlose Saftpressen und viel zu kleine beziehungsweise viel zu große TV-Bildschirme. Sie wandern in farblich identischen Jack-Wolfskin-Jacken durch das Harzgebirge. Sie tauchen beim Elternabend zu zweit auf – jedenfalls in den ersten drei Schuljahren des Sohnes. Sie meckern gemeinsam über die doofen Lehrer und flirten im Einzelgespräch relativ ungehemmt mit Herrn Bauer (Sport) oder Frau Hoppe (Englisch). Sie schlafen in einem Bett und ärgern sich darüber, dass der andere so laut schnarcht beziehungsweise so furchtbar hellhörig ist.

Bei der Abwägung, ob so ein Leben für mich erstrebenswert wäre, musste ich regelmäßig passen und konnte das Unbehagen, das mich bei diesen Überlegungen überfiel, nicht unterdrücken. Zwar gefielen mir Männer, jedenfalls einige.

Und Kinder, besonders kleine mit Kulleraugen, waren süß. Aus der Ferne habe ich sie immer gerne bei ihrem munteren Treiben beobachtet, wollte aber keine eigene Zucht in die Welt setzen. Denn waren sie einmal da, gab es keine Chance mehr, sich irgendwie halbwegs elegant aus der Affäre zu ziehen und zum Beispiel zu sagen: »Leute, war nicht so gemeint – ich hab's mir anders überlegt und bin dann mal weg.«

War ich fähig, jeden Tag aufs Neue Kompromisse zu schließen und wie eine Erbsenzählerin mit meinem Liebsten darüber zu verhandeln, wer den Müll runterbringt? Nein, das wollte ich nicht. Und so habe ich diese Frage in immer gleicher Weise beantwortet: Nein, das schmeckt mir nicht. Meine Suppe esse ich lieber allein!

Zur Selbstvergewisserung hypnotisierte ich mich regelmäßig mit Gedankenspielen wie diesem: Im Grunde genommen bin ich bloß der Prototyp für einen sehr modernen Lebensstil. Die sogenannte biologische Uhr hat bei mir nie getickt. Der Fortpflanzungstrieb ist bei mir von Geburt an verkümmert. Zwar habe ich als eingeborenes Landei auf die Frage nach *dem Richtigen* jahrzehntelang artig mit der immer gleichen Phrase geantwortet: *»Ja, wenn der Richtige kommt, dann werden aber Nägel mit Köpfen gemacht, blabla …«*

Der Richtige kam aber nie – beziehungsweise ich habe diesen Prinzen auf seinem Schimmel beim Überqueren der Straße einfach übersehen. Kann ja mal passieren! Im Mittelalter wäre ich wohl gesteinigt worden, aber in einer pluralistischen Gesellschaft muss so ein Bekenntnis, dass frau keine Kinder will, ja wohl drin sein, oder nicht? Was kann ich denn dafür, dass Deutschland langsam vergreist, dafür bin ich nun wirklich nicht allein verantwortlich! Und irgendwie wird es schon weitergehen – auch ohne mich und meine Gene. Natürlich nicht auf demselben Niveau, aber ...

War ich gedanklich an diesem Punkt angelangt, bestärkte ich mich, indem ich zur Untermauerung meines Single-Gelübdes auf meinen Sonderstatus verwies: Ich war doch noch jung ...

Als mein Freund Robert – meine große Liebe – mich mit Ende 20 verließ, fühlte ich mich noch so jung wie ein Küken und tobte mich anschließend erst mal aus. Im Alter von 36 Jahren startete ich die nächsten Versuche Richtung »seriöse Zukunft«, verliebte und trennte mich von Männern, die meiner Meinung nach nicht liebesfähig waren, meldete mich 2006 erstmals online bei einer Partnerbörse an – damals noch eine neue Errungenschaft –, schaute, was da so los war, stolperte über einen schrägen Vogel aus Gießen und danach über einen aus Paderborn, bis ich nicht nur von den beiden, sondern prinzipiell von allen Männern genug hatte und mich wieder bei der Partnerbörse abmeldete.

Mit Anfang 40 beschloss ich, dass es nun aber wirklich an der Zeit war, Nägel mit Köpfen zu machen. Relativ schnell stellte ich jedoch fest, dass mir zu anhängliche Männer ebenso wenig gefielen wie liebesunfähige Trottel und es diesbezüglich wohl nur ein Entweder-oder und keine Zwischentöne gab. Ich trennte mich von Axel, danach von Joachim, und fand, dass es besser für mich war, allein zu sein. – Hey, ich war doch immer noch jung, zumindest fühlte ich mich jünger als die meisten anderen in meinem

Alter. Und überhaupt war ich eben etwas anders als andere: Teils Berufsjugendliche (mit meinem Job bei einem Stadtmagazin), teils Freak (mit meinem Hang, regelmäßig Tagebuch zu schreiben), teils Dandy (mit meiner Passion, ewig in irgendwelchen Cafés abzuhängen, um dort ganze Nachmittage lesend zu verbringen).

Einen Ausgleich zu meinem relativ ereignislosen Alltag verschafften mir regelmäßige Time-outs auf Ibiza. Auf der Ferieninsel, die ein bisschen verrückt – »un poco loco« – war, fühlte ich mich frei und erlebte rauschhafte Nächte mit lauter schrägen Vögeln. Tagsüber besuchte ich manchmal meine Hippiefreunde auf ihrer zauberhaften Finca in den Bergen und schaute ihnen bei ihrem alternativen Leben zu. Nachts, wenn die Mücken kamen, fuhr ich zurück in mein klimatisiertes Hotel mit WLAN-Anschluss – reaktionär, aber beschaulich. Und sobald ich abends zur blauen Stunde in meinem Lieblingscafé in der Stadt saß, fühlte ich mich so gebannt wie der Held in Thomas Manns Roman »Tod in Venedig«.

So hätte es meiner Meinung nach ewig weitergehen können. Sich die praktischen Alltagsprobleme möglichst vom Hals zu halten, diese mit leicht ironischer Distanz zu betrachten und wie ein Flaneur durch den Tag zu gondeln, verkaufte ich mir als optimalen Lifestyle. Sollten andere sich meinetwegen einen Mann, ein Haus und ein Meerschweinchen ans Bein binden. Ich fühlte mich nun mal sehr wohl als wandelnder Rolling Stone, und meine ständigen Ibiza-Besuche gaben mir die Gewissheit, auch irgendwie zur großen Familie der umherreisenden Part-Time-Hippies dazuzugehören. Andere beim Leben zu beobachten und zu sehen, wie sie sich zwischen den Ansprüchen des Partners und der Familie aufrieben, war besser, als sich ernsthaft daran zu beteiligen.

Schaute ich mir meine Pro-und-Contra-Liste an, erschien mir eine Beziehung viel zu kompliziert. Für die Langstrecke mit einem Mann fühlte ich mich nicht gewappnet, die Puste dafür war mir immer wieder ausgegangen. Was konnte ich denn auf der Pro-Seite notieren? Handelte es sich bei einer Partnerschaft um eine reelle Investition in die Zukunft? Meiner Meinung nach nicht, denn die ständigen Sorgen wegen irgendwas überwogen doch bei Weitem den tatsächlichen Nutzen. Wovon ich träumte und wonach ich mich immer wieder sehnte, das waren romantische Augenblicke. Zusammen mit dem Liebsten in einer sternenklaren Nacht und bei Mondschein im Ozean schwimmen gehen. Händchenhaltend durch den Louvre laufen, ein Picknick auf einer Frühlingswiese, das Gefühl inniger Zweisamkeit – so was. Doch die wirklich gefühlsduseligen Momente, die ich im Laufe meines Lebens mit Männern erlebt hatte, konnte ich an einer Hand abzählen. Und davon abzuziehen waren auch noch die ganzen Widrigkeiten wie Sand in der Bikinihose und lange Warteschlangen vorm Museum.

War es da nicht besser, sich seine Träume zu bewahren und die stille Sehnsucht als ständige Begleiterin zu akzeptieren – sie einfach zur besten Freundin zu machen?

So dachte ich vor einigen Jahren. Doch diese romantisch verklärte Sicht auf die Dinge und mich hat sich gewandelt. Mag sein, dass es am zunehmenden Östrogenmangel liegt oder daran, dass ich mich beim Blick in den Spiegel mittlerweile notgedrungen nicht mehr sooo jung fühlen kann. Verändert hat sich meine Haltung aber vor allem deshalb, weil ich als aufblühendes Alterspubertier einiges dazugelernt habe. Ich habe etwa erkannt, dass es nicht nur dandyhaft und smart ist, stundenlang im Café abzuhängen, sondern auch ziemlich alttantenhaft und eingefahren. Und ich habe gelernt, dass es gar nicht cool ist, wenn eine Ü50-Lady sich immer noch so unbefangen und kopflos wie eine 16-Jährige in die nächstbeste Affäre stürzt. Dafür habe ich allerdings etwas Zeit gebraucht. Um genau zu sein, waren sogar drei Anläufe in den letzten Jahren vor meinem 50. Geburtstag dafür nötig ...

Viggo, der eloquente Verführer

Viele Männer pflasterten im Laufe der Jahrzehnte meinen Weg. Zum Beispiel deutlich jüngere wie der drahtige Bombenleger Lord Holunda, der als junger Punk bei den Chaostagen in Hannover dabei war und mir beibrachte, welche Hardcore-Bands man kennen muss. Oder der deutlich ältere Schauspieler November Popolow, der zu rasenden Eifersuchtsanfällen neigte und mir nachts, wenn ich auf der Piste war, wütende Liebesbriefe per E-Mail schrieb, die so lang wie Doktorarbeiten waren und mit Fremdwörtern gespickt, die ich am nächsten Tag erst mal googeln musste.

Ich hatte eine Liaison mit dem leicht verrückten Künstler Käpt'n Blaubeer, der nach einem Streit im besoffenen Kopp zu nächtlicher Stunde den Satz »Hier wohnt Simone und kokst den ganzen Tag« mit Kreide an die Hauswand kritzelte, während ich friedlich dahinter in meinem Zimmer schlief und das Malheur erst entdeckte, als die Nachbarn mich so komisch von der Seite anguckten ...

Eine kurze Fernbeziehung hatte ich mit Napoleon Bonaparty, der als Bundeswehroffizier an einem posttraumatischen Syndrom litt, das er sich bei einem Afghanistan-Einsatz eingefangen hatte.

In Grandmaster Godot aus der schönsten Stadt der Welt, Bochum, verliebte ich mich spontan. Godot hatte eine schiefe Nase, war Musiker und wusste, wer die geilste Band auf Erden ist: The Velvet Underground. Als eingefleischter Jäger und Sammler stand er am Wochenende pünktlich um vier Uhr morgens auf, um regelmäßig aufs Neue wie manisch ausrangierte Instrumente von Trödelmärkten mit nach Hause zu schleppen und sie in seinem Haus zu bunkern, welches sich längst in ein imposantes Schrottlager verwandelt hatte. Eigentlich wollte er die ergatterten Modelle über eBay verkaufen. Das einzige Problem: Grandmaster Godot kam mit der Logistik nicht mehr hinterher – und so verstaubten die schönsten Raritäten in seinem Keller.

Diese Männer sind nur einige Liebhaberstücke aus meiner Sammlung, und sie hatten nichts miteinander gemeinsam – bis auf die Tatsache, dass sie alle nicht zu mir passten und einen leichten Haschmich hatten. Die verdaddelten Verbindungen waren turbulent und ließen mich in gewisser Hinsicht ratlos zurück. Das Einzige, was sie mir deutlich zeigten, war der Umstand, dass ich zu allen Seiten offen war – also anscheinend nicht ganz dicht.

Ich hatte keinen Plan, was meinen Beziehungsstatus anging, als ich mit Anfang 30 Lord Holunda traf. Und ich hatte immer noch keinen mit Mitte 40, als November Popolow mich mit seinem bezwingenden Charme umgarnte. Mit anderen Worten: Nach dem Techtelmechtel mit November, der bereits auf die 60 zuging und sich trotzdem so aufführte wie ein kleines Kind, war ich schon mittelalt und mir war immer noch nicht klar, wer ich war und was ich wollte. Und das Schlimme daran: Ich war komplett blind für diesen Umstand.

Ich fühlte mich abgebrüht und mit allen Wassern gewaschen, als ich nach der Pleite mit November Popolow und rund 36-monatiger Enthaltsamkeit als 47-Jährige noch einmal eine offensive Partnersuche im Netz startete und Viggo über eine Dating-App kennenlernte. Einen wie ihn hatte ich noch nicht in meiner Sammlung, das machte mir Mut. Mir war zu diesem Zeitpunkt ja noch nicht bewusst, dass mein Beuteschema sehr wohl (gar nicht so geheimen) Regeln unterlag und ich genauso festgelegt wie Boris Becker zu sein schien, der seine Partnerinnen auch häufig nach bestimmten Kriterien ausgewählt hatte.

Viggo war anders als die Männer, die mir bis dahin begegnet waren. Als beruflich erfolgreicher Unternehmer war er kein Typ wie Lord Holunda, dem ich Geld leihen musste, wenn wir mal schick essen gehen wollten. Viggo war auch kein verrückter Künstler, bei dem man nicht wissen konnte, was er in der nächsten Minute tun würde. Und er schien auch keine manischen Züge und krassen Psychodellen zu haben. Sein Erscheinungsbild gefiel mir: markantes Seitenprofil, sportlich topfit, gebräunter Teint, gepflegt, Typ gut gealterter Sascha Hehn aus einer mittelgroßen Kreisstadt.

Dass er auf den ersten Blick nicht richtig zu mir passte, übersah ich geflissentlich. Er sah umwerfend aus, als er mich in seinem Sportwagen abholte. Viggo saß in typischer Macherpose im Auto: mit legerem Hemd, aufgekrempelten Ärmeln und Ray-Ban-Brille. Dieser Mann wirkte überhaupt nicht aufgesetzt, sondern schlicht und ergreifend maximal lässig.

Wir saßen an einem perfekten Sommerabend in einem schicken Restaurant, und ich musterte ihn aufmerksam. Sein Gesicht, sein Körper, sein Parfüm – mir gefiel alles an ihm, aber vor allem sein Stil, der durchaus einer Werbung für teure Autos und Uhren und dem damit verbundenen Entwurf eines bestimmten Männerbildes entsprach – einem Bild, dem ich in diesem Moment voll auf den Leim ging.

Am meisten feierte ich aber die Tatsache, dass er sich anscheinend in der Weltgeschichte auskannte und ich mit ihm *auch* über Politik und Kultur reden konnte. Er tat nicht nur so, als hätte er eine Ahnung von den Dingen, über die er sprach. Sondern er kannte sich tatsächlich mit Detailfragen aus. Und er hatte *nicht* zu allem eine Meinung – eine überaus angenehme Eigenschaft. Zumal die meisten Männer mit überflüssigen Kommentaren zur Lage der Nation vor allem ihre eigene Unsicherheit überspielen. Viggo konnte souverän zugeben, dass er nicht die allwissende Datenkrake war, zu der viele seiner Geschlechtsgenossen sich gerne aufspielten, weil sie dachten, es käme gut bei Frauen an. Der selbstironische Zug an ihm war sympathisch – und so sammelte er gleich beim ersten Date einen Pluspunkt nach dem anderen. Wir hatten uns verdammt viel zu erzählen und konnten miteinander lachen – gab es da noch einen Haken?

Okay, beim Chatten hatte Viggo bemerkt, dass er gerne meine Füße massieren würde, aber war das ein Grund, ihm misstrauisch zu begegnen? Eine Massage war doch was Schönes! Und überhaupt – waren Männer mit einem Faible für Füße nicht eh die besseren Menschen und auch irgendwie intelligenter als der gewöhnliche Rest? Immerhin hatte auch Quentin Tarantino einen Fußfetisch – der berühmte Regisseur machte gar keinen Hehl daraus, dass nackte Füße ihn erregten.

Nein, wegen so einer läppischen Nebensache wie den alten Käsemauken wollte ich Viggo nicht über die Klinge springen lassen. Ich gab ihm in jeder Hinsicht einen dicken Vorschuss. War er ein Blender? Nein, Viggo doch nicht – so viel hatte ich nach dem ersten Glas Wein bereits erkannt! Sein Führungszeugnis war optimal.

Die Tatsache, dass er sich ein Ferienhäuschen mit seiner Ex teilte, erschien mir zwar befremdlich, war aber auch kein Scheidungsgrund. Und dass er ehrlich zugab, dass er mit ihr häufig dort übernachtete – selbstverständlich in zwei getrennten Zimmern –, weil die zwei in einem Klub in der Nähe zum Segeln gingen, war doch ein positives Zeichen. Er hätte mich in diesem Punkt ja auch belügen können!

Berauscht von der perfekten Kulisse für ein erstes Date, ließ ich mich einlullen von diesem Mann, der sich ernsthaft für mich zu interessieren schien, zugewandt war und Fragen stellte. Dass ich das auf meine alten Tage noch erleben durfte, tröstete mich über die Tatsache hinweg, dass ich mich für ihn über meine Verhältnisse aufgehübscht hatte. Normalerweise trage ich oft Turnschuhe. Um optisch besser zu ihm zu passen, hatte ich mir ein hüftbetontes Kleid gekauft und trug Pumps. In diesem Outfit fühlte ich mich zwar nicht wohl, aber dafür umso attraktiver. Als die Bedienung uns als Paar identifizierte und Viggo keine Widerworte gab, checkte ich seelisch auf Wolke sieben ein.

Nach vier sexlosen Jahren in der emotionalen Wüste war ich ausgehungert. Kein Wunder, dass Viggo mir wie eine verheißungsvolle Fata Morgana erschien und mein Appetit auf ihn maßlos war. Beherzt brach ich also alle goldenen Dating-Regeln und bestellte mir noch etwas Wein. Theoretisch betrachtet ist es keine gute Idee, bei der ersten Verabredung mehr als ein Glas zu trinken. Vor allem nicht, wenn man wie ich dazu neigt, sich leidenschaftlich in Illusionen hineinzusteigern. Doch ich konnte nicht mehr aus dem eingelegten

Gang zurückschalten. Alles war auf einmal so unbeschwert, und ich wollte diesen Augenblick nicht preisgeben. Deshalb hielt ich mich noch daran fest, als er längst verflogen war.

Nach dem Essen schaute ich nüchterner in Viggos Augen. Es hatte zu regnen begonnen, und wir sprachen über das Rauchen. Viggo hatte gerade damit aufgehört, mogelte aber zwischendurch. Ich rührte im Alltag keine Zigaretten mehr an, gönnte mir aber in Ausnahmesituationen ein paar.

Auf dem Nachhauseweg holten wir uns eine Schachtel am Kiosk. Ich kam mir – dem Alkohol sei Dank – nicht mehr wie ein Fake vor, sondern stöckelte zufrieden und leicht sediert über die Straße.

Trotzdem befand ich mich in einem Zwiespalt. War es angebracht, Viggo schon am ersten Abend nach Hause einzuladen? Ich war unschlüssig und so unsicher wie ein Schulmädchen. Fast entschuldigend erklärte ich ihm, dass ich keinen Wert auf Statussymbole legen würde – und so sähe es bei mir in der Wohnung auch aus: provisorisch wie in einer Studentenbude. Viggo ließ sich davon nicht abschrecken – und so landeten wir oben bei mir unterm Dach.

Ich verdrängte mein schlechtes Bauchgefühl, öffnete eine Flasche Wein und dimmte das Licht, damit wir uns zum feierlichen Akt des Rauchens im Dunkeln ans Fenster stellen konnten. Über uns die Sterne und unter uns die Stadt – so hatte ich mir das im Stillen vorgestellt, und viel weiter hatten mich meine träumerischen Überlegungen auch nicht gebracht. Als wir uns küssten, stand die Zeit kurz still. Dann ging Viggo ohne Vorwarnung zum Angriff über und machte Anstalten, uns beide auszuziehen.

Hoppla, hatte ich was verpasst – wo war seine Bremse eingebaut? In meiner Not griff ich auf mein eingespieltes Schultheater-Repertoire zurück und führte den zweiten Teil meiner Gretchen-Dramödie auf: Er solle sofort damit aufhören, ein One-Night-Stand sei nicht das, was ich suche ... Blablabla – die bekannte Litanei halt. Mein halbherziges Bittgebet machte keinen Eindruck auf ihn. Viggo ließ sich von seinem Plan – irgendwas mit Sex – nicht abbringen. Als er nur noch seine Unterhose trug, hatte der Frechdachs mich geknackt. Verdammt, ich konnte so einen attraktiven Typen wie ihn doch nicht einfach herzlos vor die Tür setzen, nicht mit Alkohol im Blut!

Trotzdem blieb unser Liebesspiel auch in der zweiten Halbzeit so verkrampft wie eine Wade, der die nötigen Salze fehlen. Dieser Mann wollte zwar aus unerfindlichen Gründen unbedingt Sex haben, kam aber nicht richtig in Fahrt. Seine Fahne stand auf halbmast. Frustriert brachen wir unsere unbeholfene Fummelei schließlich nach gefühlt 90 Minuten ab. Mir kam es nicht in den Sinn, mich nun darüber zu freuen, dass ich mir keine Gedanken mehr über Verhütung machen musste. Vielmehr war ich mit der Frage beschäftigt, ob ich der Grund für Viggos Halbmastbeflaggung war. Lag es an meinem makelhaften Ü45-Körper? War mein Busen zu klein, meine Haut zu labberig? Ich schob Panik und fühlte mich plötzlich total nüchtern, obwohl ich mit dem Zählen der Alkoholeinheiten gar nicht mehr hinterherkam.

Verdattert wie die betagten Muppet-Greise Waldorf und Statler setzten wir uns aufs Sofa und zündeten uns gegenseitig Zigaretten an. Erst mal rauchen – immerhin, das funktionierte noch einwandfrei!

Ich traute mich nicht, Viggo direkt auf sein Problem anzusprechen. Stattdessen versuchte ich, ihn mit dem Eifer der ausgefuchsten Küchenpsychologin auszuhorchen und stieß schnell auf weichen Seelengrund. Mein Traumprinz schlug die Akte Ex nämlich freiwillig auf. Wir saßen bei offenem Fenster im halbdunklen Zimmer halbnackt auf dem Sofa – zwei Fremde, die zwar nicht offen über ihr vergeigtes Schäferstündchen sprechen konnten, aber dafür über Intimitäten von früher. Loriot hätte herzlich über diese komische Szene gelacht, ich aber nicht.

Ich hatte die Therapiestunde eröffnet, und Viggo machte von dem Angebot dankbar Gebrauch. Jahrelang habe er glücklich und kinderlos mit Sabrina in wilder Ehe gelebt. Ein ideales Paar seien sie gewesen. Alles habe gepasst – vom Paarhoroskop und ihren kompatiblen Sternzeichen bis zu gleichen Interessen, schwärmte er. Aber nun sei Schluss. Sabrina habe ihn schon wieder betrogen. Kürzlich sei es final zum Knall gekommen, weil zwischen ihr und einem abgerockten Typen die Leidenschaft entbrannt sei. Und obwohl Sabrina Viggos Treue wiederholt auf die Probe gestellt habe, verhalte sie sich wie eine verwöhnte Prinzessin, mache ihm ständig Vorwürfe und sei getrieben von Eifersuchtsattacken auf andere Frauen.

Was für eine Psychoscheiße! Während er redete, schenkte ich uns eifrig Wein nach. Zum Glück konnte ich mich mit Alkohol und Zigaretten betäuben, andernfalls wäre ich vermutlich aus dem Fenster gesprungen. Ich konnte es einfach nicht fassen, in welchen Höllenschlund ich gefallen war, nachdem der Abend so verheißungsvoll begonnen hatte.

Ungläubig und wie gelähmt lauschte ich Viggos Ausführungen und hätte seinen Mund am liebsten mit Gaffaband zugeklebt. Einfach Stopp zu rufen, kam mir nicht in den Sinn, ich war zu gebannt von den schmutzigen Geheimnissen dieser scheinbar total kaputten Beziehungskiste.

Ich versuchte, mir keine Blöße zu geben, und spielte meinen Part als Hobbytherapeutin in spe aus. Sabrina sei wahrscheinlich eine sirenenhafte Narzisstin, die ihn mit ihren Kapriolen bei der Stange halten wolle, sagte ich zu ihm. Mit so einem Leidensbild kannte ich mich schließlich gut aus, trug ich doch selbst ein paar Sabrina-Anteile in mir. Selbstverständlich verheimlichte ich ihm, dass ich eine Woche zuvor längst nach Viggo gegoogelt hatte und nach eingehender Recherche auf eine Frau gestoßen war, die Sabrina sein musste: eine attraktive Schwarzhaarige, jünger als ich. Im Netz gab es Bilder von den beiden, auf denen sie sich lachend umarmten.

Nun saß er bei mir auf dem Sofa und erzählte von ihr. Sie habe ihm immer wieder vorgeworfen, dass er gar nicht auf sie stehen würde, sondern auf einen anderen Frauentyp. »Aha, also eher auf Blondhaarige?«, entfuhr es mir und er nickte, ohne zu merken, dass ich mich verplappert hatte. Um ihn abzulenken, analysierte ich Sabrinas Verhalten mit küchenpsychologischer Tiefenschärfe. Sie würde sich wie eine Süchtige verhalten, durchleuchtete ich den Sachverhalt millimetergenau. Sie brauche ständig Bestätigung von außen, und sobald Viggo ihr seine Aufmerksamkeit verweigere, würde sie diese woanders suchen.

»Die Suche nach Bestätigung ist bei unsicheren Menschen wie ein unbändiger Hunger, der kaum zu stillen ist«, sagte ich. Beziehungssüchtige würden ihren Stoff – Anerkennung – genauso brauchen wie Drogensüchtige ihren täglichen Schuss. Wie schlecht der Stoff sei, spiele dabei keine Rolle. »Solange Sabrina eine Bestätigung dafür bekommt, wie toll sie ist, wird ihr egal sein, wie doof der Typ ist, den sie als Ego-Booster benutzt«, klärte ich ihn wissend auf. Diese Erfahrung war mir doch bestens vertraut!

Als wir uns zum zweiten Mal in dieser Nacht küssten, lief leise der Song »Haft« von Tocotronic im Hintergrund, ein Lied über eine besonders leidvolle Form der Liebe. »Wie passend«, dachte ich und versuchte abzuschalten. Viggo war noch gebunden und in Haft – nicht frei für etwas Neues. Und ich war verknallt in ihn. So einfach war's, wäre es nicht so schwer gewesen. Und jetzt gab es zum Abschied Sex, bevor ich mein Quartier endgültig in einer Auffangstation auf dem Gnadenhof aufschlagen würde.

Kein guter Start für eine Beziehung, dachte ich beklommen, als Viggo im Morgengrauen verschwand, um zurück zum Ferienhäuschen am See zu fahren. Kein guter Start für irgendwas! Sein Abschiedskuss brannte auf meinen Lippen, als ich endlich ins Bett fiel und das Karussell in meinem Kopf sich drehte.

Gegen 10 Uhr erwachte ich aus unruhigen Träumen. Zerschlagen blieb ich liegen, obwohl draußen die Sonne schien. Wieso hatte ich mir das bloß angetan? Nicht nur körperlich war ich ausgelaugt. Ich war in der Hölle gelandet, nüchtern und entzaubert, so als wolle mir das Leben wieder einmal unter die Nase reiben, dass meine romantischen Vorstellungen von der Liebe in meinem Alter nicht nur überholt und albern, sondern komplett für den Arsch waren. Ich traute mich nicht, das Handy anzuschalten. Als ich es doch tat und keine Nachricht von Viggo finden konnte, hätte ich mich am liebsten selbst beerdigt.

Erst ein langer Telefonfrühschoppen mit Else brachte mich auf Vordermann. Meine Gedanken kreisten wie manisch um Viggo, ich konnte mich auf nichts anderes konzentrieren. Ich war die Liebessüchtige, über die ich des Nachts referiert hatte. Als sei ich freiwillig in einen Folterkeller gegangen, malte ich mir in allen Farben aus, wie er seine Zeit mit Sabrina am See verbrachte. Wieso hatte ich nicht den Mut gehabt, ihn zu fragen, ob sie auch dort war? Und warum hatte ich mich so schnell von ihm rumkriegen lassen? Ich fühlte mich hässlich, dumm und ohnmächtig. Viggo hatte mich geknackt. Er hingegen hatte mir außer einem schalen Nachgeschmack und womöglich einer Geschlechtskrankheit plus ungewollter Altersschwangerschaft nichts gegeben – noch nicht mal sexuelle Befriedigung. Und jetzt zog er – nein, jetzt segelte er – einfach weiter, auf zu neuen Ufern! Ich hatte ihn in seiner Männlichkeit bestätigt, obwohl die ersten Anzeichen seiner Andropause ja gar nicht zu übersehen waren! Umgekehrt war meine Würde komplett auf der Strecke geblieben. Was für ein mieses Tauschgeschäft!

Männer können einfach nicht mit Frauen umgehen, die sich spontan hingeben, dachte ich verächtlich. Das musste an ihren vorsintflutlichen Steinzeithirnen liegen, die nicht darauf programmiert waren, nach der Kopulation längerfristig einen Reiz in einer Frau zu erkennen. Hätte ich doch bloß auf meine Oma gehört, die immer gesagt hatte, dass potenzielle Heiratskandidaten erst mal an der langen Leine zu halten sind. Doch dafür war es nun zu spät.

Als der Shitstorm in meinem Hirn mich überrollte, erlöste mich das Pling-Geräusch des Messengers. »Das war wirklich ein schöner Abend«, schrieb Viggo kurz angebunden und schickte noch ein »Guten Morgen« um 14.10 Uhr hinterher. Zwar konnte ich mit der Formulierung »schön« nichts anfangen, und Viggos Uhren schienen anders als meine zu ticken. Aber trotzdem katapultierten mich seine Worte zurück auf meine rosafarbene Wolke. Er hatte mich mit einem kleinen elektronischen Signal von meinem Leid erlöst, wie herrlich!

Zappelig, wie ich war, konnte ich mich kaum beherrschen. Ihm erst 15 Minuten später zu antworten, war schon eine große Leistung. »Ja, du Süßer!«, schrieb ich ihm überschwänglich mit mindestens drei Kuss-Smileys zurück. Dann heulte ich vor lauter Glück, denn ich hatte endlich meine Droge bekommen – ein Happy End auf ganzer Linie!

Bevor ich Viggo traf, hatte ich vier Jahre lang schmerzfrei, sexlos und zufrieden auf mein beschauliches Dasein ohne Liebesnot geblickt wie ein Museumsbesucher auf ein Gemälde von van Gogh. Nun hatte Viggo mir die Berechtigung gegeben, wieder mitten in diesem aufregenden Gewusel namens Leben mitzumischen und darin eine Rolle zu spielen, egal wie jämmerlich die auch war. Also sprang ich auf den Zug meines neuen Drogenhändlers auf.

Viggo dealte tatsächlich. Aber nicht mit seiner Präsenz, denn allzu oft sahen wir uns nicht. Er glänzte mit seiner Abwesenheit und zahlreichen Nachrichten, auf die ich reagierte wie eine Ertrinkende, die nach einem Rettungsring greift. Weil ich mich nicht schlecht fühlen wollte und manisch litt, sobald ich den Eindruck hatte, dass ich für Viggo nur eine Affäre war, verdrängte ich alle negativen Empfindungen. Ich schob die Überlegung beiseite, nicht in eine Dreiecksbeziehung hineingeraten zu wollen, dabei steckte ich längst drin. Ich glaubte nach wie vor, Viggo sei ein souveräner Mann ohne toxische Muster. Und doch spürte ich, dass er nicht aufrichtig war. Zwar gab er offen zu, dass er Sabrina am Wochenende ständig sah, aber angeblich lief zwischen den beiden nichts mehr. Ich ignorierte mein schlechtes Bauchgefühl und wartete auf seine mageren Krümel mit der Inbrunst, mit der eine Primaballerina den sterbenden Schwan gibt.

Wenn Else mir von Viggo abriet, fand ich Entschuldigungen für ihn – und mich. Selbst meiner Fantasie ließ ich keinen Raum zur Entfaltung. War es möglich, dass er und Sabrina eine offene Beziehung führten, dass sie von mir wusste und es meine Funktion war, nicht nur das dritte Rad am Wagen zu sein, sondern auch so eine Art Strohfrau, die zwischen den beiden das verloren gegangene Feuer entzündete? Nein, nein, das hätte ich doch sofort gecheckt!

Ein Gutes hatte das Abenteuer mit Viggo aber doch: Zwar hatte ich mir nach der ersten Nacht mit ihm einen Scheidenpilz eingefangen, aber weder war ich kurz vor den Wechseljahren schwanger geworden noch hatte ich mir Aids geholt. Und nach unseren ersten Anlaufschwierigkeiten hatte der Sex rasant an Fahrt gewonnen – was ganz bestimmt hauptsächlich an meiner Bedürftigkeit und der Aufregung lag, mit der ich jeder Begegnung mit ihm entgegenfieberte. Außer unseren seltenen Treffen, die wir jedes Mal mit Essen und

Wein zelebrierten, kamen wir aber auf keinen gemeinsamen Nenner. Das lag vor allem daran, dass Viggo mich am langen Arm verhungern ließ. Samstags und sonntags hatte er keine Zeit und verbrachte die kostbarsten Stunden seines Lebens lieber im Segelklub – also mit Sabrina. Wenn ich Glück hatte, sahen wir uns freitags. Lief es schlecht, blieb nur der Montagabend übrig. Diese Marter dauerte einige Monate.

Bis zum Herbst gab ich mich mit den Krumen, die er mir zuwarf, zufrieden. Doch als er mich an einem Freitag wieder einmal versetzen wollte, explodierte ich und machte wütend, völlig aufgelöst und eifersüchtig per Messenger mit ihm Schluss. Lieber ein Ende mit Schrecken als ein Schrecken ohne Ende, sagte ich mir. Wer weiß, vielleicht hätte ich ihm eines Tages auch noch die Fußsohlen geleckt.

Wie naiv und leichtgläubig konnte eine Frau in der Mitte ihres Lebens eigentlich sein? Die bittere Antwort lautete: ziemlich naiv. Um nicht zu sagen: komplett verblödet! War die Lektion, die das Schicksal mir so aufdringlich unterjubelte, nun endlich bei mir angekommen? Hatte ich den Satz »Wenn du dich billig verkaufst, wirst du auch billig behandelt« jetzt begriffen? Ich ging nun hart auf die 50 zu und war immer noch nicht reif fürs Leben. Meine verkackten Ideen von Romantik waren schuld daran, so viel war klar. Jetzt konnte alles nur noch besser werden.

Arno, der süße Frettchen-Schlumpf

Als ich Arno kennenlernte, war ein männerloses Jahr verstrichen. Meine Restjugend hatte ich damit verschwendet, an Viggo zu denken und so zu tun, als würde ich an alles Mögliche denken, nur nicht an ihn. Die Wintermonate erschienen mir besonders dunkel, zudem hatte die Endlichkeit an die Tür geklopft. Zum einen hatte mein Vater in großer Runde seinen 70. Geburtstag gefeiert. Eigentlich ein schöner Anlass, aber nicht für Freaks wie mich. Ich hielt eine Rede, in der ich ein paar Anekdoten über unsere Familie zum Besten gab, und wies zwischendurch ostentativ ironisch auf meinen Single-Status hin, was eigentlich total überflüssig war, da die Bekannten meiner Eltern es ja eh nicht anders kannten: Ich saß wieder mal allein am geschmückten Tisch neben meinen Cousinen, ihren Männern und Kindern. Im Laufe der Jahrzehnte hatte sich dieses Bild nicht verändert – bis auf die Tatsache, dass der Nachwuchs mittlerweile groß war und der Faltenwurf von uns Älteren etwas üppiger ausfiel.

Wahrscheinlich gibt es kaum Momente, in denen Alleinstehende sich einsamer fühlen als auf Familienfesten. Vorab hatte ich ernsthaft überlegt, ob ich mir für diesen Tag einen Escort-Mann zum Vorzeigen buchen sollte. Ich ließ es am Ende sein, meine schauspielerischen Fähigkeiten waren für so einen Akt zu mies. Außerdem war Elses Vater gestorben – ein Ereignis, das sie tieftraurig machte und uns mehr denn je zeigte, was die Stunde geschlagen hatte.

In meiner freien Zeit stürzte ich mich in den Sport, trainierte öfter als sonst in der Muckibude und stellte nach einiger Zeit fest, dass mich auch mein altes Traumgewicht, mit dem ich mit Anfang 30 so glücklich gewesen war, nicht signifikant attraktiver erscheinen ließ. Gönnte ich mir einmal eine Pause, las ich Bücher über die Schlechtigkeit der Welt – was auch nicht dazu beitrug, dass es mir wesentlich besser ging. Ich dachte an Menschen, die ich noch treffen wollte, bevor ich sterbe. Und zwischendurch immer wieder an Viggo, obwohl ich seine Nummer gelöscht hatte.

Kurz nach dem Geburtstag meines Vaters konnte ich meinen inneren Schweinehund nicht mehr im Zaum halten: Ich meldete mich wieder bei Tinder an, aber nicht etwa, um einen Mann zu finden, sondern um auszuspähen, ob Viggo noch online war. Ich entdeckte ihn schnell unter all den anderen Idioten, aber sein neues Foto, ein Selfie, aufgenommen vor dem Spiegel, gefiel mir gar nicht – das redete ich mir jedenfalls ein. Ich inspizierte, was er über sich schrieb, und wischte sein Konterfei betont entscheidungsfreudig nach links: Allein dafür hatte sich die Anmeldung in diesem Portal des Grauens schon gelohnt!

Und weil ich nun schon einmal drin war, konnte ich gleich noch ein wenig weiterwischen und schauen, was sich auf dem Markt der amourösen Möglichkeiten für People of Ü-irgendwas getan hatte. Ich war ja bestens gewappnet: Silberrücken hatten schwer an der Last der Vergangenheit zu tragen, waren spitze im Verdrängen von Gefühlen, aber nicht gerade Meister in Sachen nachhaltiges und sauberes Liebesleben. Da hieß es Obacht! Auch waren mir meine eigenen Fehler durchaus bewusst. Grenzen konnte ich erwiesenermaßen nicht effektiv setzen. Und die unterschwellige

Botschaft »Nimm mich jetzt sofort – mein Mindesthaltbarkeitsdatum läuft in Kürze ab« wirkte auf Männer offensichtlich so anziehend wie ein stinkender Kachelofen. Unmotiviert und lustlos tinderte ich mit zwei, drei Typen, rechnete aber nicht damit, meinen Mr. Big in absehbarer Zeit zu finden. Umso überraschter war ich, als der Chat mit Arno an Fahrt gewann. Seine Fotos gefielen mir. Schnell wechselten wir den Kanal, schickten uns Botschaften via WhatsApp und gestanden uns gegenseitig, virtuell gesehen ein bisschen ineinander verknallt zu sein.

Arno arbeitete in befristeter Stellung als Kunstlehrer für verschiedene Schulen. Pädagoge zu sein sei nicht sein Traum, aber er müsse ja schließlich Geld verdienen, schrieb er. Seine eigentliche Berufung sei es, als freischaffender Künstler tätig zu sein, und nur mit dem Job als Lehrer könne er sein »teures Hobby« finanzieren. Dass er ein Künstler war, machte ihn für mich noch interessanter, denn Kreativität war in meinen Augen eines der höchsten menschlichen Güter, und zwischen kreativ und sensibel gab es praktisch keinen Unterschied. Dennoch blieb ich vorsichtig, auch weil Arnos Kommunikationsstrategien mitunter seltsam anmuteten. An manchen Tagen fielen seine Nachrichten knapp und schlecht gelaunt aus, was mich verunsicherte. Jede gefühlte Niederlage erinnerte mich sofort wieder an das Desaster mit Viggo. Dann wieder überhäufte Arno mich mit Komplimenten und schäkerte hart mit mir. Oder er schickte mir alberne Emojis und anzügliche Botschaften, was mich ärgerte. Einmal hatte ich mich nach einem längeren Chat regelrecht entliebt. Doch statt den Kontakt abzubrechen, teilte ich ihm mit, dass ich ihn endlich sehen wolle.

Dazu kam es aber nicht, weil einer von uns immer aus irgendeinem Grund verhindert war. Erst mal auf Abstand zu bleiben und mich virtuell mit Arno zu beschäftigen, bereitete mir anfangs sowieso mehr Freude. Ich googelte nach ihm und schaute, welche Spuren er im Netz hinterlassen hatte. Beruflich pendelte er zwischen zwei Städten. In seinen Nachrichten reduzierte er mich ständig auf meine Optik, was ich ihm – bedürftig wie ich war – durchgehen ließ. Einmal schrieb er, dass er bildersüchtig sei. Morgens sei ich bestimmt sexy anzuschauen, ich solle ihm doch bitte ein Foto schicken. Ich antwortete, er solle sich lieber selbst ein Bild machen, sobald wir uns treffen.

So ging das Spiel hin und her – telefonieren wollte er nicht –, und bis zu unserem ersten Date vergingen Wochen. Als er eines Abends ankündigte, dass er zum letzten Mal für Monate in der Stadt sei, er fahre in den Urlaub, trafen wir uns spontan in einem schicken Szenelokal.

Ich war positiv überrascht. Arno machte einen hippen und großstädtischen Eindruck, sein Charme war einnehmend. Wir lachten uns an und flachsten miteinander. Ich atmete auf, denn in seiner Gegenwart fühlte ich mich nicht so unsicher wie mit Viggo, den ich in diesem Moment wie einen alten Mantel im Secondhand-Laden abgab. Keinen Gedanken verschwendete ich von nun an mehr an ihn. Meine neue Sensation war der süße Frettchen-Schlumpf, der mir jetzt gegenübersaß.

Das Wort »Frettchen-Schlumpf« hat Else erfunden, um Arno zu charakterisieren: Ein Frettchen ist ein domestiziertes Raubtier aus der Familie der Marder. Wenn man dieses possierliche Lebewesen erblickt, vergisst man allzu schnell, dass es eigentlich in die Wildnis gehört. Und so wie ein kleines Frettchen wirkte auch Arno auf mich – bissig zwar, aber auch sweet und schön schlumpfig.

Immerhin war ich auf das Date mit ihm besser vorbereitet als auf das mit Viggo. Ich bestellte mir also Bananensaft und keinen Wein. Und ich ging in die Offensive. Ich redete viel und ließ Arno selten zu Wort kommen – Viggo hatte mir in dieser Hinsicht das Wasser abgegraben und mich mit seiner Eloquenz an die Wand gequatscht. Außerdem hatte ich seit einiger Zeit einen Newsletter von dem Beziehungscoach Christian Sander abonniert und las seine Flirt-Tipps regelmäßig. Sander schrieb, dass Männer Frauen auch im 21. Jahrhundert noch erobern wollen, dass es also besser sei, sie in der Kennenlernphase »an der langen Leine zu halten«. Diesen Rat wollte ich beherzigen. Einen anderen Tipp von Sander hatte ich hingegen noch nicht verinnerlicht – nämlich den, mit den eigenen Gefühlen erst einmal hinter dem Berg zu halten. Da Arno ehrlich wirkte, plapperte ich munter drauflos und erzählte ihm auch von dem Reinfall mit Viggo.

Der süße Frettchen-Schlumpf – das sah ich doch auf den ersten Blick – war ein ähnlicher Freak wie ich, ein etwas seltsames Großstadtgewächs, das mit all den Themen, mit denen sich Menschen in unserem Alter für gewöhnlich herumschlagen, wie Familie, Hund und Haus, genauso wenig anfangen konnte wie ich. Auf dem Land wollte Arno nicht leben, ich auch nicht. Wir liebten unsere Freiheit – und auch die damit verbundene Anonymität und Kaputtness der Stadt nahmen wir als eine Seite der Medaille gerne in Kauf.

Wie ich war auch er auf dem Dorf groß geworden und hatte sich dort ab einem gewissen Alter nicht mehr wohlgefühlt.

Dieses Unbehagen – dieses Hadern mit der eigenen Herkunft – kannte ich gut. Oft genug hatte ich mich gefragt, wo diese Empfindung herkam, schließlich hatte ich doch eine unbeschwerte Kindheit gehabt und war wohlbehütet im Speckmantel der 70er-Jahre aufgewachsen. Erst als ich mit 16 an Magersucht erkrankte, traten Risse zutage, die zeigten, dass es unter dem Deckel der Normalität doch einige Probleme gab, unausgesprochene Ängste und Zweifel, eine nicht näher ausformulierte Scham sowie mangelnde Selbstliebe.

Als Arno von seiner Familie erzählte, konnte ich mich in ihm spiegeln. Das, was uns verband, war die Vehemenz, mit der wir uns für den Single-Pfad entschieden hatten. Das Landleben erschien mir als Jugendliche größtenteils eintönig und fade. Alles, wofür ich mich brennend interessierte – Party, Literatur, Philosophie und Kunst – stieß in meiner Familie auf wenig Resonanz. Mein Opa Carl, der Vater meines Vaters, war mit seiner Liebe für Dichter und Denker eine Ausnahme gewesen. Meinem Vater und seinem großen Plattenschrank habe ich meine Begeisterung für Musik zu verdanken – eine stets wärmende Quelle der Vitalität. Aber das war es auch schon. Ernsthaft länger als nötig über ein Theaterstück zu diskutieren – so etwas gab es bei uns nicht.

Viele Unterhaltungen im engen Kreis drehten sich damals um das tägliche Einerlei, die Skandale der Nachbarn und die 1000 Fehler der anderen. Meine Großeltern hatten den Krieg noch miterlebt. Harte Zeiten erfolgreich zu bewältigen hieß für sie auch, Gefühle unter einer vermeintlich dicken Haut zu verstecken. Der Preis dafür – eine große Sprachlosigkeit in Bezug auf sensible Themen – war groß. Individuelle Herzensangelegenheiten auch gegen den Wunsch der Familie umzusetzen – das war ein unausgesprochenes Tabu. Unter dem Schutzmantel der Normalität verbarg sich der subtile Druck, einem bestimmten Bild zu entsprechen und sich einer gewissen Ordnung anzupassen, so empfand ich es. Die Freiheit, nach der ich mich als Jugendliche sehnte, konnte ich so nicht finden. Sicherheit und Schutz waren für mich Symbole für gegenseitige Gängelung, Lähmung und Überbehütung. Dem konnte ich nur entfliehen, indem ich mich nicht länger mit meinen Eltern stritt, möglichst schnell das Weite suchte und mich den Sachen des Lichts zuwandte – der Kultur und der fröhlichen Überschreitung einmal gesteckter Grenzen.

Die beiläufige Weise, in der Arno über die Kunst, die Fallstricke seines Werdegangs und seine Eltern sprach, öffnete mein Herz für ihn. Seine etwas unbeholfene Art erinnerte mich an Woody Allen. Arno war ein Charmeur und Ladykiller, eine tödliche Mischung. Ich vergaß die Beziehungsratschläge von Christian Sander augenblicklich und gestand ihm, dass ich zärtliche Gefühle für ihn hegen würde.

Er erwiderte, ich würde gar nicht wirken wie eine 48-Jährige. Ich würde strahlen. Er würde zu Staub zerfallen, wenn er mir in die Augen schaue. Gegen solche Worte war ich wehrlos, und noch bevor ich einen klaren Gedanken fassen konnte, schockverliebte ich mich in Arno. Die Bar war mittlerweile menschenleer, sie gehörte uns allein – und das hätte sich Barbara Cartland, die Königin der Liebesschmonzette – auch nicht besser ausdenken können! Wir rückten näher zusammen, um an Arnos Handy zu erkunden, ob unsere Sternzeichen kompatibel waren. Er hatte mich nach meinem gefragt und kannte sogar seinen Aszendenten – Wahnsinn!

Die Stunden vergingen wie im Flug, und wahrscheinlich wären wir bis zum Morgengrauen geblieben, hätten die Servicekräfte an der Theke nicht irgendwann mit den Hufen gescharrt. Draußen war es bitterkalt. Wir standen auf der menschenleeren Straße und küssten uns. Hatte Arno damit angefangen oder ich? Unwichtig – der Moment war einfach perfekt.

Nachts konnte ich kaum schlafen, und am nächsten Morgen ging ich trotzdem wie auf Wolken zur Arbeit. Ich rief Else an, erzählte ihr von meinem Glück und spulte meinen romantischen Film immer wieder von vorne ab – und zwar von dem Augenblick an, als Arno in die Bar gekommen war. Schlimm war, dass ich mich nicht an jede Sekunde unseres perfekten Dates erinnern konnte. Was hatte er noch mal über seine Ex-Freundin gesagt? Und warum hatte er nicht gefragt, wann wir uns wiedersehen?

Dass mein süßer Frettchen-Schlumpf nicht genauso euphorisiert durch den Alltag stolperte wie ich, konnte ich mir nicht vorstellen, wurde aber schnell eines Besseren belehrt.

Wäre ich bei klarem Verstand gewesen, wäre mir bereits am nächsten Tag aufgefallen, dass Arno nur auf meine überschwängliche WhatsApp-Nachricht, die ich ihm morgens geschickt hatte, reagierte. Auch stellte sich rasch heraus, dass der Film, der bei ihm lief, erotischer Natur war, während ich meinen romantischen nicht mehr stoppen konnte.

Bereits eine Woche nach unserem »Traumdate« fragte ich mich ernüchtert, was Arno überhaupt von mir wollte. Sicher – er schrieb täglich heiße Nachrichten. Jede einzelne puschte mich im grauen Alltag hoch. Er schien sich offensichtlich für mich zu interessieren. Aber warum war es nicht möglich, dass wir uns vor seinem Urlaub noch einmal sahen? Zwar lebte er in einer anderen Stadt, aber es gab doch schließlich die Deutsche Bahn. Und Autos. Und Flugzeuge. Und überhaupt!

Weil ich aber ein gebranntes Kind war, hielt ich mich zurück. Sich einem Mann aufzudrängen – das sei der frühzeitige Todesstoß für jede aufkeimende Romanze, hatte ich schließlich von Christian Sander gelernt. Also litt ich lieber wie ein Hund. Derselbe Schmerz, den ich mit Viggo erlebt hatte, erfasste mich wieder. Doch Viggo hatte mir im Großen und Ganzen wenigstens nichts vorgemacht. Arnos Botschaften hingegen waren zweideutig. Irgendwie wollte er mich, irgendwie aber auch nicht (ganz). Er hielt mich virtuell gesehen bei der Stange, ließ mich andererseits am langen Arm verhungern. Ich war süchtig nach seinen Nachrichten – nur sie gaben mir eine Lebensberechtigung.

Hätte die Liebesblödigkeit nicht jede Faser meines Körpers erfasst, wäre mir aufgefallen, dass alles gegen Arno sprach. Gegen diese Einsicht, die Kummer für mich bedeutete, schien sich alles in mir zu wehren – nur nicht mein unbestechliches Gewissen, diese innere Stimme, die immer alles besser weiß, die man aber manchmal gerne überhört. Dass Arno kein saver Kandidat war, dafür gab es gute Gründe. Erstens war mein Gespür für die richtig falschen Männer schon immer ausgeprägt gewesen. Zweitens war er auch in seinem Urlaub, den er mit seinem besten Freund auf einer Insel verbrachte, sehr oft bei WhatsApp online, schien also zu chatten, aber nicht mit mir. Drittens hatte er mir sexy Selfies von sich geschickt und forderte nun welche von mir ein. Ich war mir sicher, dass er diese erotisch angehauchten Checker-Fotos bereits an andere Frauen, vermutlich ebenfalls Tinderellas, verschickt hatte: Er mit nacktem Oberkörper in einem halbdunklen Schlafzimmer. Er, sein Gesicht im Profil. Er im Bademantel, nachdenklich. Teilweise waren diese Bilder nicht aktuell, das war zu erkennen.

Als leicht gehemmt wirkender Freak mit verschmitztem Lächeln – so hatte ich ihn kennengelernt, und so gefiel er mir am besten. Aber so war Arno nicht. Mein Frettchen-Schlumpf konnte und wollte zwar nicht mit mir telefonieren und hatte diese alte, in den 70er-Jahren erlernte Kunstform der menschlichen Kommunikation anscheinend komplett verlernt. Aber er war nicht dumm und hatte viele Seiten – jedenfalls aus digitaler Perspektive betrachtet.

Wochen verstrichen, und ich wartete auf ihn wie bestellt und nicht abgeholt. Immerhin versorgte er mich mit Fotos aus dem sonnigen Süden: Er, lachend an der Seite seines Freundes, im Hintergrund eine Steilküste. Er, wie er ein Peace-Zeichen macht. Er – in schicker Badehose. Er – oberkörperfrei.

Statt mir mit dem Zeigefinger an die Stirn zu tippen, freute ich mich über jedes Motiv wie eine Schneekönigin und verfiel ihm – und meiner Liebessucht. Vermutlich erschien mir zu diesem Zeitpunkt alles besser, als mir selbst erneut einzugestehen, dass auch dieser Mann nicht ernsthaft an mir interessiert war. Ich ließ mich auf den Sog seines digitalen Blingblings ein und schickte ihm ebenfalls möglichst *kunstvolle* Bilder von mir: zunächst ein paar harmlose Fotos von einem Barcelona-Trip, dann ein paar Selfies im Sommerkleid. Dafür baute ich mich extra vor dem Spiegel auf und zog die Klamotten an, die ich für Viggo gekauft hatte. Bis ich endlich ein paar Aufnahmen im Kasten hatte, die mir gefielen, vergingen Stunden. Als Arno dann bloß verhalten darauf reagierte, zerfiel ich zu Staub wie Nosferatu bei Überbelichtung.

Mein Leben in der Affenschaukel ging weiter, ich war angefixt und ließ den schlechten Film laufen. Mehr noch: Ich vervielfältigte ihn und malte ihn in den krassesten Farben aus. Zum Beispiel sonntags, wenn ich mit Else zum Frühschoppen verabredet war und ihr meine Befindlichkeit zwischen himmelhoch jauchzend und zu Tode betrübt detailliert schilderte. Ich weihte sie ein, zu welchen Torheiten ich mich im Eifer des Gefechts hinreißen ließ, und wir sezierten anhand von eindeutigen Indizien ausgiebig Arnos kaputtes Seelenleben. Gemeinsam starrten wir auf den Bildschirm meines Handys: Aprikose. Zunge. Tropfen.

Was sagten diese Symbole über ihn aus?

Else hatte eine klare Meinung dazu: »Er ist ein Idiot. Und ein Frettchen-Schlumpf.« Auch ich war mir sicher, dass er irgendwas in diese Richtung sein musste, konnte mich aber nicht festlegen – und mich vor allem nicht von meinem frommen Wunsch befreien, dass am Ende alles gut werden und er mit mir in den Sonnenuntergang reiten würde. Unterschwellig ahnte ich, dass meine romantischen Vorstellungen Bullshit waren, denn unausgesprochen standen mindestens 50 Vorwürfe gegen ihn im Raum, die ich hegte und pflegte wie einen stacheligen Rosenstrauch: Dass er mich bloß flachlegen wollte! Dass ich bloß eine Nummer für ihn war! Dass er seine Masche schon zigmal durchgezogen hatte! Dass er komplett beziehungsgestört war!

Wahrscheinlich hielt er jede Frau, die ihm zu nahekam, mit der Aggressivität eines verletzten Wildtiers auf Abstand – so ein Verhalten wirkte ja besonders anziehend auf das weibliche Geschlecht. Für ihn war Sexting – das Texten von sexuellen Botschaften – ein Mittel, um vermeintliche Nähe zu simulieren und die Distanz gleichzeitig aufrechtzuerhalten. Ein Wort, das er inflationär gebrauchte, lautete »Kopfkino«: Sein Kopfkino sei wieder angesprungen, als er sich vorgestellt habe, wie … – Und dann malte er eine erotische Fantasie aus, die mich anturnte, obwohl ich darin eine Rolle spielte, die so austauschbar war wie eine alte Lederhandtasche. Es war perfide und eindeutig: Arno war so mickelig wie das digitale Dorf der Emojis, in dem er lebte. Doch ich war freiwillig mit ihm in dieses virtuelle Kaff gezogen und reagierte auf jedes seiner Signale so nervös wie ein Römer, sobald Obelix aus dem Wald kommt.

»Männer, die sich mit Mitte 50 noch in Partnerbörsen herumtreiben, haben einen Sockenschuss«, brachte Else es auf den Punkt. Recht hatte sie! Allerdings hatte ich ihn selbst ebenda aufgegabelt, von meiner Lieblingskrankheit geheilt war ich noch lange nicht. Ich neigte wohl ein wenig zu divenhafter Extravaganz im Kopf, und die ließ sich nicht so einfach austreiben und heilen, sagte ich mir ein ums andere Mal. Doch das machte es nicht besser. Nie bekam ich als Gefühlsjunkie von ihm, wonach ich verlangte: seine uneingeschränkte, verbindliche, liebevolle und hingebungsvolle Zuwendung und Aufmerksamkeit. Ob ich gut oder schlecht drauf war, lag in seiner Macht und hing davon ab, ob er mich täglich mit einer ordentlichen Portion WhatsApp-Wortgeschwaller versorgte – oder eben nicht.

Zwar kamen immer Nachrichten von ihm, aber die fielen fast nie so aus, wie ich es mir erhoffte. Denn statt hart mit mir zu flirten und mir zu bestätigen, dass ich die Einzige für ihn war, ließ er seine Launen an mir aus. Unfähig, ihm zu zeigen, wo der Hammer hängt, ließ ich mir seinen narzisstischen Muffelkopp-Terror gefallen und kaute lieber frustriert an meinen Fingernägeln rum. Um mehr als ein paar elektronische Signale ging es nicht. Doch die bedeuteten mein Leben.

Ich agierte ebenso ferngesteuert wie er und beschäftigte mich kein einziges Mal mit praktischen Fragen wie der, warum es auch nach seinem Urlaub nicht möglich war, dass wir uns sahen. Angeblich hatte Arno ständig zu tun, er arbeite an Bildern für eine neue Ausstellung. An einem Dienstag überrumpelte er mich schließlich unverhofft mit der Frage, ob ich Zeit habe, er könne vorbeikommen. Vorbeikommen? Meine Alarmglocken schrillten. Mir steckte noch das Viggo-Trauma in den Knochen und die Enttäuschung, dass Arno mir einige Tage zuvor nicht zum Geburtstag gratuliert hatte – noch nicht mal per WhatsApp!

In meiner Wohnung wollte ich ihn auf keinen Fall empfangen, und so trafen wir uns in einem kleinen Restaurant. Der Frettchen-Schlumpf war mies drauf – und ich frustriert darüber, dass er noch nicht mal an ein Geschenk für mich gedacht hatte. »Du merkst dir dieses miese Gefühl«, sagte ich mir. »Wenn du später Alkohol getrunken hast, verknallst du dich womöglich wieder in diesen Kleiderständer, aber nüchtern betrachtet ist Arno kein besonders anziehender Mann.«

Wir brauchten eine Weile, bis wir warm miteinander wurden, und das war auch kein Wunder: Der »intime« Kontakt, den wir in den vergangenen Wochen aufgebaut hatten, war ja ausschließlich virtueller Natur und hatte kein echtes Fundament.

Beim Essen stöhnte er über seinen stressigen Tag. Und während ich am Weinglas hing, klagte er über Lehranstalten im Allgemeinen und seine unsichere Stellung als Pädagoge mit Zeitvertrag im Besonderen. Anschließend mäkelte er an Politikern herum und jammerte über die erbärmliche Welt im Großen und Ganzen, statt von seiner Kunst zu schwärmen. Ich nahm noch einen kräftigen Schluck.

Klar, das Leben war kein Ponyhof, aber konnte er diesen Mist nicht für ein paar Stunden vergessen? Jetzt war ich doch da, wenn auch schon leicht beschwipst! Wir hatten uns schließlich eine gefühlte Ewigkeit nicht gesehen – und nun war der bezaubernde Abend gekommen, an dem ich meinen Film, meine persönliche »Doktor Schiwago«-Schmonzette, mit der brennenden Leidenschaft meines Herzens endlich weiterdrehen wollte! Doch der Held der Geschichte, Arno, weigerte sich beharrlich, die Rolle zu spielen, die ich ihm zugedacht hatte: charmanter Rosenkavalier.

Ich versuchte, mit ihm zu flirten, doch der Frettchen-Schlumpf haute nur ein klassisches Alte-weiße-Männer-Kompliment raus, mit dem er bewies, dass er die Disziplin *Altersdiskriminierung gegenüber Frauen* beherrschte: »Du siehst wirklich gut aus – mit Ende 40.«

Danke für nichts, hätte ich sagen sollen – auch später, als ich ihn scherzhaft fragte, ob er als Rosenkavalier nicht die Rechnung für mich als Geburtstagskind übernehmen wolle, was er frech verneinte. »Nein«, fauchte er von der Seite und kramte nach ein paar Groschen in der Hosentasche. Er habe kaum genug dabei, um sein eigenes Essen zu bezahlen.

Herrjemine! Zum Glück hatte ich mich schon mit zwei Alkoholeinheiten sediert, anders hätte ich das alles nicht ausgehalten. Wir entschieden, die Location zu wechseln, und suchten in nächtlicher Kälte nach einer schönen Bar: ein mittelschweres Unterfangen in einer mittelgroßen Metropole wie Hannover. Als wir endlich eine gefunden hatten, bestellten wir uns zwei große Cocktails.

Einige Schlucke weiter – wir hatten die Drinks »Blue Eyes« (er) und »Paradise« (ich) gewählt – schob er unverhofft seine Hand unter meine Bluse. Ich erschrak und rückte abrupt zur Seite, was ihn wiederum dazu veranlasste, spontan rumzuschmollen. Er war beleidigt, bloß weil ich seine Hand weggeschoben hatte – ein ganz natürlicher Reflex!

Anschließend plätscherte unsere Unterhaltung auf seichtem Niveau dahin, und er zeigte mir die kalte Schulter. Als die letzten Gäste die Bar verlassen hatten, küssten wir uns schließlich. Doch kurz darauf schnappte er sich seinen Schal und wollte gehen. Seine Signale waren widersprüchlich – genauso unstimmig wie seine WhatsApp-Nachrichten ...

Auf der Straße spazierte ich sprachlos neben ihm her, bis sich unsere Wege an der Busstation trennten.

»Komm, gib mir noch einen Kuss«, sagte er.

»Nein«, erwiderte ich und schaute ihn verwirrt an. »Sag mal, willst du mich eigentlich wiedersehen?«

Arno schob seine Mütze hin und her. »Nein, eigentlich nicht.« Er müsse das alles erst mal sacken lassen, sagte er. Dann drehte er sich um und ging.

Im Bett tat ich kein Auge zu und wankte am nächsten Morgen wie ein Zombie ins Büro. »Noch nicht mal fürs Ficken wollte er mich warmhalten«, kommentierte ich den Sachverhalt, als ich Else mein persönliches Armageddon schilderte. Immerhin hatte ich meinen Humor nicht verloren – das war doch was. Wochenlang war es Arno gelungen, mein Ego mit seinen Äußerungen zu pushen, nun hatte er es wie ein Denkmal aus Gips zerschlagen.

Drei Tage später kam eine elektronische Nachricht von ihm – was sonst? Über den Abend und uns äußerte er sich darin so umständlich und verkopft wie ein Professor für höhere Astrophysik, falls es so was gibt. Ich verstand seine Worte nicht, nur dass er die Schuld – welche auch immer – offensichtlich mir geben wollte. Ich hätte seine Hand in der Bar »schroff« weggeschoben, meine Abweisung sei eindeutig gewesen.

»Ich denke, wir lassen das Ganze. Ich wünsche dir noch viel Glück und Erfolg«, schrieb er, und ich kratzte mich am Kopf. Was war mit all den leidenschaftlichen Botschaften und ungezählten Emojis gewesen, die er mir geschickt hatte? Waren die etwa bedeutungslos?

Statt ihm 1000 Hass-Symbole zu senden oder – noch besser – gar nicht zu reagieren, entblödete ich mich ein weiteres Mal und schrieb ihm umständlich zurück. Aber auch auf diese Nachricht reagierte er so verklausuliert wie ein Mitarbeiter vom örtlichen Katasteramt.

Langsam – extrem langsam – kroch ich im Laufe der Zeit aus dem Tal der Tränen, wusste aber noch nicht, wo ich hinsollte. Ich analysierte den Fall akribisch: Ich hatte Arno verloren. Ich hatte ihm über Monate hinweg meine uneingeschränkte Zuneigung geschenkt, diesem Traummann, den es in Wirklichkeit nicht gab. Ergo: Ich hatte dem absoluten Nichts eine irrsinnige Bedeutung beigemessen, was einigermaßen verrückt war. Die Schuld lag ganz allein bei mir. Ich hatte die Signale nicht rechtzeitig erkannt und dechiffriert – oder besser: Ich hatte sie ignoriert und die Misere selbst heraufbeschworen. Dafür war kein anderer verantwortlich, schon gar nicht dieser Typ, dem ein paar Latten am Zaun fehlten.

Abgesehen davon hatte ich nun wenigstens erkannt, wer Arno wirklich war, nämlich kein süßer Frettchen-Schlumpf, sondern ein öder Fikkefuchs! Die Erkenntnis war bitter: Ich hatte mich blenden lassen von einem Schwindler, einem Felix Krull für Arme. Und ich hatte mich von einem kalten Herzen berühren lassen. Das machte mir so schnell keiner nach. Viel zu lange hatte ich über Arnos Beweggründe nachgedacht und immer wieder Entschuldigungen für ihn gefunden: seine Familie, die Verletzungen in seiner Kindheit etc. pp. Nun hatte ich es endlich geschnallt – der Kerl interessierte sich einfach nicht für mich und fuhr seinen eigenen Film.

Aprikose. Zunge. Tropfen.

Ich stellte mir vor, wie Arno morgens gebeugt wie ein alter Sack am Küchentisch saß und mies gelaunt in ein Stück Knäcke biss.

Keine Pointe.

Gestärkt und auch ein wenig getröstet von der Kälte meiner eigenen Gedanken richtete ich mich auf. Aber glücklicher war ich noch lange nicht. Nun ging ich hart auf die 50 zu – und beziehungstechnisch war mein Leben ein einziges Desaster. Warum hatten fast alle anderen Frauen um mich herum das Talent, einen Mann jahrelang, jahrzehntelang, für immer an sich zu binden, und was machte ich bloß falsch? Weder war ich ausgesprochen hässlich noch unglaublich doof. Ich verstand es einfach nicht. Die Geschichte mit Arno – so belanglos sie auf Außenstehende auch wirken mochte – hatte mir stark zugesetzt.

Gekränkt und verletzt, wie ich war, kreisten meine Gedanken um die schräge Begegnung mit dem Frettchen-Schlumpf. Ich *fühlte* mich nicht nur abgewiesen, nein, er hatte mich *tatsächlich* abgewiesen und vor den Kopf gestoßen. Und das Schlimmste daran war, dass ich ihm trotzdem hinterhertrauerte.

»Du leidest am Stockholm-Syndrom«, sagte Else, noch bevor ich es aussprechen konnte, denn genauso verhielt es sich: Ich war ein Opfer und hatte im Laufe von Arnos virtueller Geiselnahme ein positives emotionales Verhältnis zu ihm als Täter aufgebaut. Er hatte mich entführt, wohin auch immer. Die Gefühle, die ich entwickelt hatte, waren noch stärker als die, die ich für Viggo gehegt hatte. Und nun war wieder eine Zeit aufblühender Hoffnung verflogen ...

So oft ich konnte, verzog ich mich in meine Wohnung, schrieb Tagebuch und wälzte das Problem – die radikale Abfuhr und Abweisung – theoretisch und mit vielen Wortwendungen hin und her. Ich wollte das Rätsel Arno mit der Macht meines Intellekts knacken wie eine Nuss. Doch alle Erklärungen liefen ins Leere, weil sie mir zwar plausibel erschienen, jedoch nicht dazu führten, dass es mir besser ging.

War Arno latent schwul? Litt er an einer Persönlichkeitsstörung? Viggo war im Gegensatz zu ihm ein offenes Buch. Aber dieser mythische Frettchen-Schlumpf – dieses nicht zu zähmende Biest – war ein Lexikon mit sieben Siegeln.

Als der Frühling kam, klappte ich mein Tagebuch zu und genoss den Anblick der aufblühenden Natur bei einer Radtour durch Feld und Flur. Ich bildete mir ernsthaft ein, ich hätte mit »der Sache«, also Arno, abgeschlossen. Irgendwann im Dezember hatte er mir noch einmal eine nichtssagende Nachricht, versehen mit dusseligen Emojis, geschickt. Ich hatte nicht – um genau zu sein: kaum – darauf reagiert, war also geheilt.

Um mir jetzt an diesem herrlichen Tag meine eigene Unabhängigkeit zu beweisen und mich selbst auf die Probe zu stellen, schickte ich ihm bestens gelaunt ohne Kommentar ein Bild von mir: ich, oberkörperfrei, im Halbdunkel meines Schlafzimmers stehend.

Mein perfider Plan: Ich wollte mich rächen, das Ruder rumreißen, mich selbst ermächtigen, eine Täterin und kein Opfer sein, Arno mit seinen eigenen Waffen schlagen, ihn eiskalt verführen und ihm dann die finale Arschkarte zeigen!

Auf eine Antwort von ihm musste ich nicht lange warten, sie folgte prompt. Jippie, ich hatte den Frettchen-Schlumpf wieder an der Angel! Außer Rand und Band chattete ich mit ihm, und wir schaukelten uns gegenseitig stundenlang mit Textnachrichten hoch.

Ich fand mich durchtrieben – so durchtrieben wie ein Mann in der Midlife-Crisis, der die Frauen reihenweise flachlegt. Zur Demonstration meiner eigenen Kaltblütigkeit chattete ich in den nächsten Wochen zeitgleich mit Max aus Bad Hersfeld, den ich ebenfalls bei Tinder aufgegabelt hatte. Die Sexting-Sessions mit ihm verloren allerdings schnell ihren Reiz – die mit Arno hingegen nicht. Es fühlte sich irgendwann nicht mehr so an, als hätte ich ihn an der Angel, sondern so, als sei ich erneut in sein Netz gegangen: Ich zappelte wieder am Haken.

Weniger metaphorisch ausgedrückt geschah Folgendes: Mein perfider Plan ging nicht auf, und die Geschichte wiederholte sich – mit einigen Abwandlungen:

Wir trafen uns noch einmal an einem warmen Sommerabend ... Ich trug mein schönstes Kleid ... Wir aßen in einem italienischen Restaurant ... Arno trank keinen Wein und wirkte – anders als frau es von einem Künstler erwartet – völlig uninspiriert ... Er flirtete auch nicht mit mir ... Stattdessen äußerte er sich miesepetrig über die furchtbare Hitze und seinen schrecklichen Tag ... Ich nahm ein paar kräftige Züge aus dem Glas, ehe die Enttäuschung sich in mir ausbreiten konnte.

Als Arno später bei mir auf der Couch keine Anstalten machte, mich zu küssen, ergriff ich die Initiative selbst. Motto: Auch eine Frau kann Sex wie ein Mann haben!

Der Katzenjammer ereilte mich am Morgen danach.

A) Ich hatte Sex wie ein Mann, aber nur in meiner Einbildung.
B) Ich hatte Sex wie ein Mann, aber im Körper einer Frau, also mit Emotionen.

C) Ich hatte Sex wie ein Mann, aber der war leider so mies wie Arnos Laune.
D) Ich hatte Sex wie ein Mann, verabschiedete mich danach aber so anhänglich wie eine verspielte Katze von meinem Lieblingsspielzeug, dem Frettchen-Schlumpf.
E) Ich hatte Sex wie ein Mann, konnte danach aber nicht so schlecht gelaunt wie ein Kerl in ein Stück Knäcke beißen.

Und was war mit Arno? Meldete der sich noch mal bei dieser seltsamen Frau, die Sex wie ein Mann hatte? Gegenfrage: Spielt das noch eine Rolle?

Ende der Geschichte.

Keine Pointe.

Jakob, der schüchterne Draufgänger

Im Anschluss an die Scheinaffäre mit Arno wanderte meine Libido in den Keller und verkroch sich dort zusammen mit meinem angekratzten Selbstwertgefühl. Der olle Frettchen-Schlumpf gab kein virtuelles Lebenszeichen mehr von sich, doch von meiner Sehnsucht nach ihm konnte ich mich nicht befreien. Immer wieder dachte ich an ihn.

Im Sommer reiste ich mit meiner Mutter nach Wien. Wir schauten uns Schloss Schönbrunn an und fantastische Ausstellungen im Museumsquartier. Trotzdem war ich besonders abends am Ufer der Donau melancholisch. Das Phantasma von Arno, so wie er mir beim Kennenlernen begegnet war, ließ sich nicht abschütteln. Meine Träume von diesem Mann, einem Märchenprinzen, den es nicht gab, waren kindisch und wahrscheinlich darum so hartnäckig. Normalerweise ließ ich mich von fremden Orten und Menschen spontan inspirieren, diesmal ging die Strategie nicht auf.

Ich stand in der Mitte des Lebens – nein, ich hatte sie längst überschritten. Und was tat ich? Ich lenkte mich von der Tatsache meines eigenen Verfalls ab, indem ich mich in pubertäre Spielchen verwickeln ließ – noch dazu mit einem Typen, der an einer narzisstischen Persönlichkeitsstörung litt! Andere Frauen meines Alters waren stolz darauf, dass ihre Großkinder sie »Oma« nannten, während ich süchtig nach Männern war, ihre Nebenwirkungen aber nicht verkraften konnte. Tolle Pille!

Wieso angelte ausgerechnet ich mir immer wieder solche Patienten? Na gut – sich ständig in emotional nicht erreichbare Männer zu verknallen, war sicherlich ein ziemlich exklusives Hobby, mit dem nicht jede Frau meines Alters prahlen konnte, und außerdem ein außergewöhnliches Aphrodisiakum, das die Hormone beflügelte. Aber auf eine Hochphase derber Verliebtheit folgte stets unweigerlich eine krasse Talfahrt.

Ich versuchte meine Lage nüchtern zu analysieren:

A) Männer, die ernsthaft an einer Beziehung mit mir interessiert gewesen waren, waren mir unheimlich.
B) Männer, zu denen ich mich hingezogen fühlte, ließen mich am langen Arm verhungern. Ich wollte sie, aber sie mich nicht. So weit, so schlecht.

Hatte ich jemals eine ebenbürtige Partnerschaft erlebt – oder war ich über den Status von Beziehungsversuchen nicht hinausgekommen? Länger als drei oder vier Jahre hatten meine Romanzen nie gedauert. Aus diesem Blickwinkel gesehen erschien mir auch »meine große Liebe«, Robert, wie ein falscher Fuffziger. Mit ihm, so hatte ich mir immer eingebildet, war ich glücklich gewesen. Aber möglicherweise war auch meine Erinnerung eine bloße Chimäre. Bei genauerer Betrachtung hatte ich mir zwar mit Robert eine Wohnung geteilt – oder besser: Er war bei mir eingezogen und hatte nur selten Miete gezahlt. Doch diese scheinbar unbeschwerten Jahre mit ihm waren in gewisser Weise auch substanzlos gewesen. Wir hatten nie ernsthaft Pläne für eine gemeinsame Zukunft geschmiedet und uns stattdessen regelmäßig am Wochenende bis in die Morgenstunden auf Partys vergnügt. Fast immer waren Drogen mit im Spiel gewesen – ganz »substanzlos« war meine Zeit mit Robert also doch nicht gewesen. Vermutlich hätten wir es ohne Alkohol und Drogen nicht so lange miteinander ausgehalten. Auch diesen Traum konnte ich mir also abschminken: Dass Robert der Mann meines Lebens gewesen wäre, hätten wir bloß weniger gekifft.

Über amouröses Geplänkel war ich nicht hinausgekommen, so sah es nüchtern betrachtet aus. Ich war eine Beziehungslegasthenikerin, ich litt an einer Bindungsschwäche. Aber warum nur? Meine Kindheit war doch unproblematisch gewesen. Zwar waren meine Eltern kein Ausbund an Selbstbewusstsein und konnten mir diese Eigenschaft folglich auch nicht vermitteln. Zwar verhielt sich meine Mutter weitgehend defensiv und versteckte ihre eigenen Bedürfnisse hinter einer dicken Selbstschutzmauer. Doch so ein Verhalten war doch vollkommen normal – oder nicht? Ich identifizierte mich mit ihr und fand viele ihrer Eigenschaften abgewandelt an mir wieder – gute wie schlechte.

Was mich besonders an meiner Mutter aufregte, war ihre fast schon parodistische Art tiefzustapeln. Wenn sie mit Leuten aus dem Dorf sprach, tat sie immer so, als seien die Nachbarn die Geilsten und Größten, als sei das Leben der anderen ein einziges Heldendrama und unser eigenes ein Schmierentheater. Weil sie mir auch diese Seite ihres Wesens in abgeschwächter Form vererbt hatte, ärgerte ich mich umso mehr über sie, sobald sie wieder die Bescheidene spielte und ihre ganze Aufmerksamkeit auf die vermeintlichen Abenteuer der Nachbarn richtete, statt das eigene Leben in vollen Zügen zu genießen. Aber obwohl ich mich in solchen Situationen schämte und nicht mit ihrem Auftreten einverstanden war, legte ich die gleiche Art selbst an den

Tag, sobald ich mich unsicher fühlte. Ich hasste diese falsche Charaktermaske, dieses unerbetene Erbstück, setzte sie aber trotzdem viel zu oft auf. Und immer, wenn ich es tat, spürte ich, dass mein Auftritt nicht aufrichtig war und ich mich – und meine Familie – verleugnete.

Meine Eltern hatten sich im zarten Alter von 17 Jahren kennengelernt, nun waren sie Anfang 70 und immer noch ein Paar. Ich war ihnen dankbar für so vieles. Dennoch fand ich es anstrengend, ihnen dabei zuzuschauen, wie respektlos sie miteinander umgingen und sich wie Kesselflicker über Nichtigkeiten stritten – immer wieder über den gleichen Blödsinn. Die beiden waren für mich wie Katz und Maus, Hammer und Amboss, wobei nicht immer klar war, wer gerade welche Rolle spielte. Unbewusst, so erklärte ich es mir, war das Wort Partnerschaft für mich ein Synonym für Stress und Unbehagen. Und Konflikte auszutragen war kindisch – jedenfalls in der Art, in der meine Eltern es kultivierten. Deshalb hatte es lange Phasen in meinem Leben gegeben, in denen ich fast jeder Form der menschlichen Konfrontation aus dem Weg gegangen war. Frieden, Freiheit und Harmonie konnte es nur ohne einen Partner geben, so hatte ich es mir selbst noch mit Mitte 30 verkauft.

Männer waren in meinem Leben einfach keine dauerhafte Konstante. Die Einzige, auf die ich mich verlassen konnte, war ich selbst. Ich konnte stolz sagen »Ich stehe meinen Mann, ich brauche keinen«, wenn es darum ging, zu arbeiten. Auch in dieser Hinsicht war ich wie meine Mutter, die in ihrer Jugend und als junge Mutter zwar manchmal die Nerven verloren hatte, aber mit zunehmenden Jahren wie ein Feldwebel dafür sorgte, dass in unserer Familie alles in geordneten Bahnen verlief. Mein Vater verhielt sich weitgehend passiv. Er verzog sich lieber in seinen Hobbyraum, statt die Zeit mit uns zu verbringen. Als Erwachsene – so schien es – hatte ich nach einem anderen Beziehungsmodell gesucht, war aber an der Wirklichkeit gescheitert.

Das musste sich ändern, mit 50 war es allerhöchste Eisenbahn, sagte ich mir. Andererseits erschien mir das Konzept »Für immer Single« nach wie vor attraktiv. Als Alleinstehende hatte ich eigentlich immer ein gutes Leben gehabt. Unglücklich war ich bloß mit Männern, die offensichtlich nicht zu mir passten – und traurig nur dann, wenn ich dem schrägsten Vogel unter ihnen gerade hinterherheulte.

An diesem Punkt meiner Gedankenschleife landete ich wieder bei Arno – Patient Nummer X, ledig, gestört, sexsüchtig, Sternzeichen Gurke. Und bei Viggo – Patient Nummer Y, teilzeitliiert, Vorstadtcasanova, Sternzeichen Füßophiler. Ich hatte die schillernden Gesichter von Männern um die 50 kennengelernt und war reingefallen auf ein paar schöne Worte, denen keine Taten folgten. Ich hatte Liebe gesucht und Sex gefunden. Und ich hatte daran mitgewirkt, Fakten wie offensichtliches Desinteresse zu vernebeln, indem ich allzu schnell zum Weinglas gegriffen hatte. Ich hatte eine Beziehung mit Arno und Viggo geführt, sie aber nicht mit mir. Ich hatte leichtgläubig eigene Grenzen ignoriert und es fahrlässig zugelassen, dass Männer mir wehtun, sprich: Ich war mir selbst untreu geworden.

Mein Schmerzkörper war angeknipst wie die Leuchte eines Tiefsee-Anglerfischs – und so fühlte ich mich auch – wie unter Wasser getaucht. Den Begriff »Schmerzkörper« kannte ich von Eckhart Tolle, der spirituelle Ratgeber schrieb. Else hatte mir ein Hörbuch von ihm geschenkt. Zusätzlich verschaffte ich mir ein Polster an psychologischem Wissen. Ich kaufte Bücher von der Therapeutin Stefanie Stahl und erkannte mich in ihren Beschreibungen wieder. Ja, die Männer, in die ich mich verliebte, waren bindungsängstlich. Und ich war es auch. War der Groschen nun endlich gefallen? Und reichten ein paar psychologische Erkenntnisse aus, um endlich in einer Paarbeziehung glücklich zu werden?

Nach etwa einem Jahr dachte ich nur noch selten an Arno. Doch es zogen weitere Monate ins Land, in denen ich männerabstinent lebte, bis schließlich ein Damoklesschwert namens Corona über der Menschheit hing. Wegen der Lockdown-Maßnahmen war es 2020 schwierig geworden, auf der Piste – zum Beispiel in einer Bar – einen Mann kennenzulernen. Das, was ich mit Mitte 30 getan habe, nämlich mich ins Nachtleben zu stürzen, war unter diesen Umständen nicht mehr möglich. Den Sommer hatte ich mit meinen Freundinnen damit verbracht, spazieren zu gehen. Die immer gleichen Routen langweilten mich langsam. Nun wurden die Tage kürzer, die Regierung hatte strikte Kontaktbeschränkungen ab November beschlossen, und ich fühlte mich eingeschlossen: im Homeoffice und mit einer Situation, die in keiner Hinsicht absehbar war. Ich hatte das beklemmende Gefühl, ein Vorhang zieht sich zu. Gleichzeitig wollte ich etwas erleben, tanzen und flirten, bevor die ewige Nacht hereinbrach und das Fleisch endgültig von mir abfiel.

Wie lange würde die unsägliche Pandemie noch dauern? Das Memento mori, das Bewusstsein der eigenen Vergänglichkeit, war mir nie so bewusst gewesen wie in diesen Monaten vor dem zweiten Lockdown. Wahrscheinlich wäre ich sogar auf einen illegalen Rave gegangen wie damals in den 90ern, hätte ich eine Einladung bekommen. Ich konnte nicht anders – die hohe Zeit einer neuen Tinder-Experience war gekommen. Ich meldete mich wieder an, und es fühlte sich an, als würde ich mir einen Schuss verpassen.

Schnell hatte ich ein Match mit Jakob, der – wie Viggo und Arno – nicht in Hannover lebte. Seine Fotos, die er mir per WhatsApp schickte, ließen mich kalt. Sie zeigten ihn als Outdoor-Abenteurer. Wie kamen mittelalte Männer bloß auf die alberne Idee, dass Frauen sich von solchen Impressionen beeindrucken ließen? An Fahrt gewann unsere Unterhaltung, als es persönlicher wurde. Er schrieb, dass er Verwaltungsbeamter sei, und ich atmete auf. Wunderbar, kein Künstler und/oder Freiberufler, sondern einer, auf den frau bauen konnte! Vielleicht konnte ich meine Eltern noch vor meinem 60. Geburtstag mit der Nachricht überraschen, dass mein neuer Freund grundsolide war!

Jakob schien reflektiert zu sein. Er sei ein Scheidungskind, teilte er mir per Messenger mit. Seine Eltern hätten sich früh getrennt. Mit dem Stiefvater habe er sich nicht verstanden, und seine Mutter habe sich nicht richtig um ihn kümmern können. Deshalb habe er schon als kleiner Junge gelernt, auf sich selbst aufzupassen. Er habe darum auch besondere Antennen für Menschen und könne ihre Stimmungen »lesen«. Diese Nachricht hinterließ einen bleibenden Eindruck bei mir. Jakob hatte also eine schwere Kindheit und war trotzdem solide – und obendrauf sensibel: eine anziehende Kombination.

Wir trafen uns am letzten Samstag vor dem zweiten Lockdown in der Stadt. Meine Frisur saß, der Himmel war blau, und die Sonne schien. Pünktlich zum Herbstbeginn waren die Temperaturen noch einmal auf 22 Grad Celsius geklettert, und der Tag fühlte sich wie ein Frühlingsanfang an. Im ersten Moment wirkte Jakob in seinem Allerweltslook sehr gewöhnlich. Aber dieser Eindruck verflüchtigte sich bald. Auf den zweiten Blick gefiel mir dieser schlaksige Typ gut. Sein tollpatschiger Gang und seine zurückhaltende Art erinnerten mich an einen zerstreuten Professor. Zum Glück war er nur auf seinen Fotos ein Lonesome Cowboy à la Clint Eastwood! Ich fand es sexy, dass er meinem Blick standhielt und nicht verlegen zur Seite schaute. Besonders seine Mund-Nasenpartie war reizvoll – ja, Jakob hatte eine schöne Nase und einen fein geschwungenen Mund, am liebsten hätte ich die ganze Zeit darauf gestarrt.

Vor der Tür eines Cafés redeten wir über unsere Tinder-Erfahrungen und landeten rasch – seltsam genug – bei den Macken seiner Familie. Jakob sprach über seinen Sohn, seine psychisch kranke Ex-Frau und über seine Mutter, die eine Borderline-Störung habe. Er beschäftige sich seit Langem mit den Traumen seiner Ahnen ...

Harter Stoff! Normalerweise hätte dies der Zeitpunkt sein müssen, um ihm unter einem fadenscheinigen Vorwand für immer Adieu zu sagen. Doch meine innere Alarmanlage sprang nicht an – vielleicht auch darum, weil ich das Licht immer in der größten Dunkelheit suche, wie eine Astrologin mir einmal erklärt hatte. Statt einfach das Weite zu suchen, stellte ich ihm Fragen über seine Ex und war erpicht darauf, Jakobs Geheimnisse zu ergründen. Ich wollte hinter seine reservierte Fassade blicken, diesen Patienten samt seiner süßen Mund-Nasenpartie unter meine Fittiche nehmen und ihn heilen wie Sigmund Freud seinen schwersten Fall. Ich ahnte ja nicht, welche Komplikationen daraus erwachsen würden. Darum stocherte ich weiter im Dunkeln und war beruhigt, als ich feststellte, dass er für seine Ex keine Gefühle mehr zu hegen schien. Seine Botschaft, dass keine Schattenfrau da war, an der er noch hing, war ein guter Grund, ihm unverzüglich eine Chance zu geben. Mochte seine Familie auch noch so schräg sein und er ein gebranntes Kind – solche Details waren doch völlig nebensächlich! Hauptsache, dieser Mann war frei für eine neue Liebe!

Als er mir sagte, er wolle mich wiedersehen, verknallte ich mich spontan in ihn. Wenig später verabschiedeten wir uns voneinander. Er müsse noch zu einem Geburtstag, der Blumenstrauß liege bereits im Auto, sagte Jakob, und ich fragte nicht, welche Frau das Gebinde bekommen sollte. Nein, ich war mir einfach sicher: Mit Clint »Professor« Eastwood – mit diesem schüchternen Draufgänger – war mehr möglich.

Meine beschwingte Stimmung hielt jedoch nicht lange an. Mein Smartphone blieb stumm, er meldete sich nicht mehr. Keine Nachricht am Samstagabend. Keine am Sonntagmorgen. Keine am Nachmittag. Gar nichts – obwohl ich sah, dass er auf WhatsApp online war.

Mein Schmerzkörper leuchtete wieder.

Als tags darauf endlich die erlösende Nachricht von ihm eintraf, befand ich mich schon wieder im siebten Kreis der Hölle. Auf Jakobs belanglose Frage, wie meine Träume gewesen seien, reagierte ich mit einer viel zu langen Antwort. Dies war die Eröffnung für einen seltsamen WhatsApp-Dialog, in dem ich mich, ihn und die Welt dazwischen erklärte – und zwar mit Statements wie »Ich habe die Erfahrung gemacht, dass ich mich nicht immer gut schützen kann« und »Ja, ich empfinde auf jeden Fall etwas, wenn ich an dich denke«.

Seine blumigen Botschaften tendierten in eine andere Richtung: »Ich denke auch, dass wir uns auf vielen Ebenen verstehen können, wir müssen nur entscheiden, auf welchen«, schrieb er.

Und: »Wir sollten nicht gleich in die Vollen gehen.«

Und: »Etwas Lockeres würde die Hormone beruhigen.«

Und: »Du sprichst mich sinnlich und sexuell unheimlich an.«

Am Ende dieses Pingpongspiels war ich erbost. Hatte ich etwas Ähnliches nicht gerade erst mit dem Frettchen-Schlumpf erlebt? Und wieso ging Jakob so auf Abstand, obwohl ich ihm offensichtlich gefiel? Er war schließlich ein freier Mann! Warum behandelte er mich wie eine heiße Kartoffel, die er nicht halten konnte?

»Klingt nach einem Sexdate«, schrieb ich ihm gekränkt und schaltete das Handy aus. Doch mit seinen widersprüchlichen Aussagen hatte er mich längst gekapert. Darum akzeptierte ich nicht nur seine Entschuldigung, sondern dachte auch ernsthaft darüber nach, mich auf eine »exklusive Affäre« mit ihm einzulassen, als er diesen Vorschlag machte.

Auch bei unserem zweiten Date trafen wir uns am helllichten Tag. Ich wollte eine weingeschwängerte und verfängliche Situation wie mit Viggo vermeiden. Alkohol war deshalb verboten, Kuchen und lange Corona-Spaziergänge bei Scheißwetter hingegen erlaubt. Wir gingen also bei Nieselregen durch den Stadtwald wie Sigmund Freud und Carl Gustav Jung, als die beiden sich noch nicht verkracht hatten, und sprachen über unser »inneres Kind«, Jakobs schlechte Beziehung zu seinem miesen Vater und seine psychisch instabile Mutter.

Unsere intime WhatsApp-Unterhaltung, in der wir ein paar Tage zuvor über Liebe, Leidenschaft und Verlangen verhandelt hatten wie zwei Kesselflicker, schien komplett vergessen zu sein. Jakob flirtete nicht mit mir – und zur Begrüßung hatte er mich auch nicht herzlich umarmt. Die Wolken hingen wie Blei am Himmel, als wir uns vor der Tür eines Cafés die Hände an unseren Tassen wärmten. Meine Frühlingsstimmung, die ich bei unserer ersten Begegnung verspürt hatte, war verflogen. Jakob redete über sein Hobby – das Jagen – und ich hatte Torschlusspanik. Nicht nur wegen des Lockdowns und der Aussicht auf einen langen Winter, sondern auch, weil ich mich verdammt alt fühlte. Torschlusspanik, weil Clint Eastwood mir mit einer seltsamen Abwehrhaltung gegenübersaß. Und Torschlusspanik, weil er nichts tat, damit ich mich besser fühlte. Der Verdacht nagte an mir, dass er wieder ein Kandidat war, der mich nicht ernsthaft wollte, höchstens für eine Nacht. Warum wollte mich bloß niemand haben? Ich mochte es nicht glauben!

Eine Stunde später saßen wir bei mir auf dem Sofa, und Jakob erkundigte sich, ob er mich küssen dürfe. Hatte Eastwood etwa ein Asperger-Syndrom? Ich tat so, als sei ich taub, und erwiderte nichts, da ich die Frage blöd fand und mich wieder wie in einem Loriot-Sketch fühlte. Wenn er mich küssen wollte, sollte er es doch einfach tun. Meine Güte, wir hatten unser 50. Lebensjahr überschritten, was waren das denn für alberne Faxen?

Dann redeten wir über unsere Ex-Beziehungen, also über Liebe, aber längst verflogene. Als er von seiner letzten Partnerin erzählte, wurde ich hellhörig: Janina sei eine Borderline-Gestörte – wie seine Mutter. Mit ihr habe er eine toxische On-Off-Verbindung erlebt, sie habe ihn sexuell und psychisch bei der Stange gehalten, und er habe sich nicht von ihr lösen können. »Sie wusste, welche Knöpfe sie bei mir drücken muss«, sagte Jakob und mir klappte die Kinnlade nach unten.

Draußen dämmerte es, und ich hatte ein übles Déjà vu: Der Moment erinnerte mich an den ersten Abend mit Viggo und meinen Katzenjammer. Nun war ich nüchtern, was die Sache nicht schöner machte. Was ich in der Nacht mit Viggo betrauert hatte – das wurde mir nun bewusst –, war nicht die Tatsache gewesen, dass wir einen schlechten One-Night-Stand hatten. Was mir damals wirklich zu schaffen gemacht hatte, war das Gefühl, dass Viggo nicht offen für mich war. Ich hatte mich in Windeseile in ihn verknallt, hatte ihn auserwählt, überhöht und war ihm verfallen. Und während wir innig zusammengerückt waren, hatte Viggo von einer anderen Frau gesprochen ... – So wie jetzt Jakob. Mit traumwandlerischer Sicherheit hatte ich mir wieder einen Silberrücken ausgesucht, der keine Lust hatte, mir tief in die Augen zu schauen. Am liebsten hätte ich geheult, tat es aber nicht und verhielt mich betont neutral, als Jakob aufbrechen wollte. Er wolle losfahren, bevor es stockfinster auf der Autobahn sei, er sei nachtblind, sagte er, und ich machte ihn nicht darauf aufmerksam, dass es draußen bereits stockdunkel war. Was sollte ich tun – ihn aufhalten und fesseln?

Im Hausflur standen wir uns unschlüssig gegenüber, dann küssten wir uns unverhofft. Wir taten es so ungestüm wie zwei 14-Jährige, die zum ersten Mal ausprobieren, wie es ist, mit Zunge zu knutschen. Himmel – das fühlte sich so gut an! Jakob konnte küssen, und körperlich schienen wir eine ähnliche Dynamik zu haben. Dass er nach diesem kurzen Sturm der Leidenschaft plötzlich von mir abließ, um sich zu verabschieden, nahm ich ihm nicht übel. Im Gegenteil, es gefiel mir! Ich wertete es als ein gutes Zeichen – er schien nicht nur auf einen One-Night-Stand aus zu sein.

Den Rest des angebrochenen Abends schwebte ich auf Wolken. Clint Eastwood war nur etwas bindungsscheu, vermutete ich. Und das war bei seiner schwierigen Vergangenheit ja auch kein Wunder. Mit viel Liebe würde ich ihn schon rumkriegen, glaubte ich und dachte nicht mehr über seine On-Off-Beziehung mit der Borderline-Bitch nach. Und auch nicht darüber, dass er mich angelogen hatte. Denn wäre er wirklich nachtblind gewesen, wäre er mit dem Auto wohl nicht weit gekommen.

An dem seltsamen Ungleichgewicht unserer Begegnung änderte sich in den nächsten Wochen nichts. Positiv war, dass er im Gegensatz zu Arno daran interessiert war, Nägel mit Köpfen zu machen. Sprich: Er wollte mich sehen. Das einzige Problem waren seine Bedingungen. Erstens hatte er fast nie am Wochenende Zeit und begründete diesen Umstand damit, dass sein Sohn sonnabends häufig bei ihm zu Besuch sei, was ich komisch fand, weil Teenager nicht gerade als anhänglich gelten, wenn es darum geht, Quality Time mit den Eltern zu verbringen. Was mich allerdings stärker verunsicherte, war die Tatsache, dass Jakob offensichtlich keine feste Beziehung suchte.

Via WhatsApp lieferten wir uns deshalb regelrechte Dispute. Ich schrieb ihm zum Beispiel: »Wenn es sich für dich nicht gut anfühlt, mach aus deinem Herzen keine Mördergrube und sag es mir einfach. Ich habe doch gemerkt, dass du dich neulich nicht recht wohlgefühlt hast.«

Und seine doppeldeutige Antwort, gespickt mit den lieblichsten Emojis, die frau sich vorstellen kann, besänftigte mich: »Meine Liebe, mach dir darüber keine Gedanken. Ich habe große Lust auf dich. Ich freue mich auf unser nächstes Treffen. Und auf mehr. Deine Baustellen sind dabei deine Sache, die du auch dringend angehen solltest. Bedeutet für mich, dass wir uns gerne sexuell austoben können, aber eine Beziehung erst mal nicht infrage kommt. Auch um dich zu schützen.«

Aus heutiger Sicht ist es für mich kaum zu fassen, wie hündisch ich mich Jakob gegenüber verhielt. Um ihm zu gefallen, vernachlässigte ich meine eigenen Wünsche und wollte ihn mit vermeintlicher Verwegenheit verführen: Wenn ich mich lockermachen könnte, wenn ich mich einfach zurücklehnen würde, dann könnte das Arrangement mit ihm doch für eine gewisse Zeit, jedenfalls so lange, bis Corona vorbei war, eine spaßige Angelegenheit sein, oder nicht? Wir hätten heiße Dates, und alles wäre nice! Ich ließ diese Vorstellung sacken, während wir weiterverhandelten: über Nähe und Distanz und darüber, was wichtiger ist: Liebe oder Sex?

»Lieber ein Spatz in der Hand als eine Taube auf dem Dach« war mein Hauptargument für die »exklusive Affäre«

mit Clint. Zwar wollte der nicht mein Herz, kümmerte sich nicht um meine Seele und wollte auch nichts von meinen »Baustellen« wissen. Doch schien er mich wenigstens sexuell zu begehren: auch nicht selbstverständlich!

Das einzige Argument, das gegen unsere Tête-à-Têtes sprach, war dieses unangenehme und stechende Gefühl, das sich regelmäßig nach den Treffen mit Jakob einstellte: das Gefühl der Verlassenheit und des Ungeliebtseins.

Die Dates mit ihm waren immer auf ein paar Stunden beschränkt. Meist gab es eine Kaffeestunde, in der wir uns so angeregt wie ein altes Rentnerpaar über Spannendes wie Deutschland nach dem Krieg und das Bauhaus unterhielten. Pünktlich nach dem letzten Kuchenstück ging die Zeremonie weiter, und wir fingen an, uns zu küssen. Wenn wir uns liebten, war Alkohol nur selten im Spiel. Jakob trank nicht, und ich zügelte mich. Auf körperlicher Ebene funkte es zwischen uns auch ohne Zusatzsubstanzen, die ich früher immer gebraucht hatte – so verkaufte ich es mir und meinen Freundinnen. »Und Sex in erlebnisarmen Corona-Zeiten ist nun mal nicht ganz unwichtig«, schob ich als Begründung (vor allem für mich selbst) hinterher.

Als ich Jakob einmal besuchte, konnte ich mich davon überzeugen, dass er nicht gelogen hatte. Er lebte allein in einer Art Junggesellenbehausung, die meinem Fräulein-Appartement in nichts nachstand. Zu sehen, mit welchen Dingen er sich umgab, war heilsam. Clint Eastwood war im Grunde genommen ein ganz gewöhnlicher Erdenbewohner, der auch nur mit Wasser kochte – und noch nicht mal eine ordentliche Bücherwand besaß! Leider war der Sex mit ihm trotzdem geil. Meine Seele war ein Trümmerfeld, und unsere ewige Baustelle blieb das ständige Termingeschacher: Samstags konnte er nicht, also nicht zu mir kommen. Termine bis 17 Uhr waren okay, die Zeit danach aber geblockt, angeblich für seinen Sohn, der ihn – so vermutete ich – abgöttisch lieben musste. Auch ging er des Nachts gerne allein auf die Jagd.

Ja, er ging jagen, er erschoss unschuldige Rehe und weidete die toten Tiere anschließend aus. Diesen unschönen Aspekt verdrängte ich und stellte mir lieber die romantischen Seiten seines Hobbys vor wie den nächtlichen Wald im Mondenschein, das Knistern der Äste im Dickicht und den einsamen Ruf eines Käuzchens in der Ferne. Ich malte mir aus, wie Jakob mit seiner Flinte durch die Dunkelheit taperte und dabei – tollpatschig, wie er war – über die Wurzel eines Baumes stolperte, und nannte ihn abwechselnd entweder neckisch Hemingway oder Clint Eastwood. Des Nachts, so erzählte er mir, ginge er gerne auf die Pirsch. Und hätte er nicht so detailreich von den Geschehnissen in seinem Revier berichtet, hätte ich ihm unterstellt, dass das Wort »Rehe jagen« nur seine Methapher für »Frauen anbaggern« war. Doch was er sagte, schien schlüssig zu sein. Und in Corona-Zeiten waren Klubs eh geschlossen, »Rehe« in einer freien Wildbahn namens Ü40-Disco zu erlegen, war also ein Ding der Unmöglichkeit.

Wir beide waren uns sicher, dass wir uns vor Weihnachten noch einmal sehen würden, doch je zähflüssiger unsere Terminverhandlungen sich gestalteten, desto bockiger wurde ich. Ich verstand Jakob nicht. Wir hatten doch bereits einen Kompromiss zu seinen Gunsten geschlossen, nämlich das Angebot einer »exklusiven Affäre«. Für ihn war dieses Arrangement wie gemacht, ich hingegen litt darunter. Wieso konnte er sich dann nicht *einmal* an einem Samstagabend Zeit für mich nehmen?

Als er mich an einem Wochenende kurzfristig versetzte, meldete ich mich frustriert bei Tinder an und stolperte nach kurzer Zeit über sein Profil. Mein Verdacht hatte sich bestätigt! Jakob fuhr mehrgleisig und flirtete fröhlich in alle Richtungen. Er hatte seinen Auftritt in der Datingbörse etwas verändert und hielt nun offensichtlich Ausschau nach jüngeren Frauen. Ich konnte nicht fassen, was ich da las: »Offen für Familienplanung!«

Arsch offen?

In meinem Schädel explodierte es. Wutentbrannt rief ich Else an und brachte sie auf den neuesten Stand in der Causa Jakob. Doch auch ein stundenlanges Psycho-Coaching mit meiner besten Freundin konnte mich nicht runterbringen. Wie ein wilder Stier, der im Wohnzimmer auf seinem neuen senffarbenen Samtsessel sitzt und mit blutunterlaufenen Augen die Wand anstarrt, hockte ich da und versuchte, regelmäßig zu atmen.

Als mein Puls sich wieder etwas beruhigt hatte, prüfte ich meine Optionen. Ich konnte ...

A) Jakob für immer aus meinem Leben streichen, ihm die Arschkarte zeigen und ihn auf allen Kanälen blockieren! Diese Variante wäre vermutlich die klügste gewesen.
B) ... Weiter kam ich mit meinen Gedanken nicht, denn meine Finger hatten das Kommando übernommen und waren damit beschäftigt, eine Wutbotschaft in den Messenger zu hämmern.

Fuck! Ich wusste, was dieser alte Pflaumenaugust gerade tat! Er hatte ein Date! Mit einer ahnungslosen Tinderella, der er zu bester Kaffeestunde zwischen zwei Bissen Obstkuchen von seiner problematischen Mutter erzählte, während die Tinderella auf seine Mund-Nasenpartie starrte und sich spontan in ihn verknallte!

Sein Handy war bestimmt auf lautlos gestellt. Also las ich die Nachricht, die ich ihm eben geschickt hatte, noch einmal, konnte den Inhalt aber nicht richtig erfassen und nur einzelne Wörter kodieren:

Schweinepriester!
Bananenfalten am Arsch, aber ... Offen für ... What?
Familienplanung?
Junges Fleisch?!
What the Fuck?
Pimmelgesicht!
Exklusiv?! Mehr als ein Fick!
Nicht zum Nulltarif! Fick dich! Notgeiler Oppa!
Fick dich ins Knie!!! Du abgetakelte Pissnelke!!!!

Mein Herz schlug wild. Wieso passierte immer mir so ein blöder Scheiß? Warum wiederholte sich die Geschichte auf verhängnisvolle Weise, und was hatte ich bloß damit zu tun? Wieder war ich einem Fake erlegen. Wieder war ich auf ein paar laxe Anmachsprüche eines mittelalten Mannes hereingefallen. Und das Schlimme daran: Eigentlich hatte der mir gar nichts vorgemacht, sondern ich mir selbst. Jakob konnte im Gegensatz zu mir zwischen den Empfindungen seines Geschlechtsorgans und dem Ruf seines Herzens unterscheiden. Ich vermochte das offensichtlich nicht und saß nun zum dritten Mal innerhalb von drei Jahren in einem tiefen Sumpf aus drängender Unsicherheit, mörderischer Sehnsucht, verachtenswerter Bedürftigkeit, abgrundtiefem Verlangen und zerstörerischer Aggression. Was für ein Gebräu!

Dass dieser Mix der Auslöser dafür war, dass es zwischen mir und Jakob auf sexueller Ebene so stark funkte, war mir zu diesem Zeitpunkt noch nicht bewusst, auch nicht, dass mein Verhalten der Schlüssel zu allem war. Stattdessen saß ich immer noch wie ein wilder Stier auf meinem senffarbenen Samtsessel und bekam fast einen Infarkt, als der Messenger plötzlich surrte und auf dem Display eine Nachricht von Jakob blinkte. So schnell konnte der Typ also reagieren, obwohl er doch gerade Torte mampfte und mit seiner neuen Tinderella flirtete! Damit hatte ich nicht gerechnet. Aber auch nicht damit, dass Jakob seinerseits mit üblen Beschimpfungen und Beleidigungen reagierte.

Ich versuchte, nüchtern über die Lage nachzudenken: Männer in der Andropause waren lebenspraktisch gesehen offenbar weiter als Frauen in den Wechseljahren. Sie wussten, was sie wollten, auch wenn das Ziel realitätsfern war wie zum Beispiel eine junge, knackige und gebärfähige Frau, die Bock darauf hatte, eine Familie mit einem Silberrücken zu gründen, der schon mit einem Bein im Grab stand und bald Viagra einschmeißen müsste, um den Matratzensport mit ihr noch meistern zu können.

Ja, diese ollen Dudes wussten ganz genau, was sie wollten, nämlich zum Beispiel Sex mit einer Milf, die man nach dem Verkehr nicht für ihre Dienste bezahlen musste – und zwar noch nicht mal mit verlockenden Angeboten der Marke »Freundschaft plus« oder »exklusive Affäre«.

Tja. Und was wollte ich? Einen Partner wie Jakob? Einen, der log? Einen, der einfach weglief, sobald es kompliziert wurde? Einen, der sich immer nur zu einem Jein durchringen konnte, wenn er mich sah? Nein, das waren keine Optionen! Wollte ich überhaupt einen Partner haben? Jahrelang war das kein Thema gewesen, und nun litt ich wie eine alte Sau kurz vorm Abschlachten. Das konnte doch alles nicht wahr sein! Suchte ich ernsthaft nach einer Lebensgemeinschaft mit Jakob? Eine Verbindung mit regelmäßigen Pärchenritualen? Stand ich plötzlich auf so was: »Tatort« am Sonntag, zusammen auf dem Sofa abhängen, während einem die Füße einschlafen, chillen, bis der Arzt kommt – und dazu ein paar Käsecracker?

Igitt! Mir schauderte bei diesem Gedanken. Das war ja gar nicht mein Stil! Ich lehnte mich zurück und entspannte mich. So schlimm war meine Lage doch gar nicht. Als Sexmaschine war Jakob eh nicht nötig, da gab es technisch gesehen viel bessere Geräte als ihn. In diesem Punkt war er total überflüssig. Er hingegen sah in mir genau das: eine Sexmaschine, mit der man zwischendurch auch mal reden konnte ... Als Mann an meiner Seite wollte ich ihn nach diesem Vorfall nicht mehr haben.

Was ich wollte, war dieses Prickeln im Bauch, das den Teint verjüngt und das Leben ein wenig rosiger wirken lässt. Einen Flirt am Abend, während man gemeinsam kocht und die Lieblingsmusik im Hintergrund dudelt. So was wollte ich! Aber dazu brauchte ich keinen festen Freund, oder doch? Ich kam mit dieser Frage nicht weiter und ließ sie darum fürs

Erste im Raum stehen – vielleicht würde sie ja von selbst verschwinden.

Das tat sie aber nicht, und Jakob ließ mich nicht los. Er bombardierte mich mit Nachrichten und gab mir das Gefühl, dass er mich wollte – zumindest meinen Körper wollte er von Zeit zu Zeit haben. Und ich konnte nicht gerade behaupten, dass seine erotische Anziehungskraft auf mich seit dem jüngsten Tinder-Gau abgenommen hatte. Nein, im Gegenteil, perverserweise fühlte ich mich von diesem Arschloch sogar noch mehr angezogen als zuvor. Ich hatte Lust auf ihn, zumal sich in den Wunsch, ihn mit Haut und Haaren zu besitzen, auch noch Fantasien mischten. Ich wollte mich hingeben, die Kontrolle verlieren, in seinen Armen zerfließen. Unsere sexuellen Wünsche trafen sich in diesem Punkt. Er hatte mir seine dominante Seite bereits gezeigt, und die Dosis stimmte: Sie fiel geschmackvoll aus und überforderte mich nicht. In einem Folterkeller ausgepeitscht zu werden war nicht meine Definition von sexy. Mir erging es in dieser Hinsicht wie meinen Freundinnen, die sich für »Fifty Shades of Grey«-Praktiken für den Hausgebrauch jederzeit erwärmen konnten, harte SM- und Ledermanöver aber ablehnten.

Mein Problem war, dass ich körperlich auf Jakob reaierte, sobald ich an ihn dachte. Sollte ich ihn aufgeben, obwohl er in Bezug auf Sex wirklich ein solider Vogel in meiner Hand war? Ein weiterer Vorteil war, dass er im Gegensatz zu anderen Männern in der Andropause keine Erektionsprobleme hatte. Meine liebessüchtige Hoffnung, dass ich – und keine andere – das Objekt seines Begehrens war, spornte mich an. Und darum fiel es mir noch schwerer, ihn einfach links liegen zu lassen.

So legte ich mir und meinen Freundinnen immer wieder scheinbar plausible Gründe zurecht, warum es angebracht war, die »exklusive Affäre« mit Jakob noch ein bisschen am Laufen zu halten. Jedenfalls so lange, bis es einen Ersatz gab, so lange, wie die Anziehung zwischen uns noch gegeben war. Denn dieses brennende Gefühl war es doch, das mich lebendig machte. Sogar meine Tage kamen jetzt wieder regelmäßig.

Mit all diesen Überlegungen übertünchte ich, dass ich mich mit meinem Verhalten selbst verletzte und mein Selbstwertgefühl in den Keller rutschte – schließlich lehnte Jakob »etwas Festes« ab. Und ich wusste noch nicht einmal, ob er sich nebenbei noch mit anderen Frauen traf. Ich bildete mir ein, dass wir unser exotisches Arrangement unter meinen Bedingungen fortsetzen könnten – und zwar ohne mein obligatorisches Katzengejammer. Ich dachte, ich könnte die Bedürfnisse meines Herzens einfach ignorieren und wie eine Sexmaschine funktionieren. Und deshalb schrieb ich ihm Folgendes:

»Nach all dem, was vorgefallen ist, können wir keine exklusive Affäre mehr haben. Da wir uns aber gegenseitig mit unseren Fantasien hochgeschaukelt haben, können wir uns doch einfach noch einmal treffen, um sie auszuleben. Du müsstest dir dafür lediglich einen Samstagabend freischaufeln. Das dürfte nicht schwer sein.«

Ich wollte nicht, dass die Liaison mit Jakob so kläglich endete wie die beiden davor, nämlich mit dem Eingeständnis, dass ein Mann wieder nichts für mich empfand. Ich musste diesen Vogel noch eine Weile festhalten, womöglich würde er noch erkennen, wie liebenswert ich war.

Leider brach ich mit meinem eigenen Vorsatz noch vor Silvester: Wir trafen uns also NICHT an einem Samstag-, sondern an einem Freitagabend – und zwar unter anderen Bedingungen, als ich es mir erhofft hatte. Keineswegs gab es ein erotisches Dinner-Date mit allen Extras, angefangen von einem heißen Flirt bis zum verruchten Après-Sex. Nein. Jakob trudelte stattdessen drei Stunden zu spät ein – angeblich wegen Stress bei der Arbeit. Der Ärmste! Ich hatte ja nicht ahnen können, dass ein Finanzbeamter in einer deutschen Behörde sogar an einem Freitag bis 22 Uhr malochen musste, wie grausam!

Die ersten beiden Punkte auf meiner erotischen Agenda hatte ich darum bereits gegen 20 Uhr von meiner persönlichen Wunschliste gestrichen und stattdessen eine Flasche Wein geköpft. Als Jakob gegen 22.30 Uhr endlich klingelte, hatte ich deshalb schon dezent einen sitzen.

Zwar bestätigte Eastwood in dieser Nacht seinen guten Ruf als Sexmaschine. Doch mich plagte danach der ganz große Katzenjammer, denn noch nicht mal übernachten wollte er bei mir. Außerdem stand Weihnachten vor der Tür – und mit dem höchsten aller Feste auch das schönste aller Erlebnisse, das eine mittelalte Single-Frau sich vorstellen kann: Am Heiligen Abend allein mit den Eltern am leeren Gabentisch zu sitzen. – Ich schätze, das ist der Grund, weshalb der liebe Gott Weihnachten überhaupt erfunden hat: um allen Singles auf dieser Welt zu demonstrieren, dass ihr Leben ein verdammter Fehler ist und sie die falsche Wahl – nämlich keine – getroffen haben.

Zwischen den Jahren fiel zu allem Überfluss auch noch die Heizung in meiner Wohnung aus, und ich musste einen kleinen und stinkenden Elektro-Ofen auf Rollen wie eine Tigerente mit Stecker hinter mir herziehen. Jakob meldete sich nicht, und ich dachte wieder einmal über (Fehl-) Entscheidungen nach, die mein Schicksal nachhaltig beeinflusst hatten. Wenigstens standen meine Chakra-Energie-Karten für 2021 gut. Und auch das »Orakel der Krafttiere«, ein Geschenk von Else, machte mir mit positiven Botschaften Hoffnung. Meine Krafttiere waren nämlich der Biber (»Schaffe eine solide Basis«), das Reh (»Geh behutsam ans Werk«) und die Kuh (»Wundern sind keine Grenzen gesetzt«) – eine aparte Auswahl, fand ich.

Über allem schwebte in diesen Tagen ein Geheimnis namens Jakob, und fast immer, wenn ich an ihn dachte, also ständig, hatte ich ein schlechtes Gefühl. War das der Preis für prickelnde Erotik, die nie länger als ein Kammerspiel dauerte? Um mich selbst von meiner eigenen Unabhängigkeit zu überzeugen, meldete ich mich wieder bei Tinder an und chattete kraftlos mit einigen Männern, die mich alle nicht überzeugen konnten. Nur Jakob, der Mann, der sich mir entzog, sprach mich an, obwohl seine »Komplimente« sexistisch inspirierte Allerweltsfloskeln beinhalteten wie »Du machst mich an«.

Mir war nicht klar, was ich von diesem eindimensionalen Schmalspur-Hannes wollte. Was für Antworten erwartete ich von ihm? Welche sinnhaften Gespräche wollte ich mit ihm führen?

Ausgerechnet bei ihm suchte ich Halt, obwohl er mir längst gesagt hatte, wie zerrüttet sein Leben war. Nach außen wirkte er so souverän wie ein Cowboy. Aber was er über seine labile Mutter und seinen Vater, der sich einfach verpisst hatte, erzählte, ließ tief blicken. Jakobs Sehnsucht nach echter Zuwendung und Liebe musste riesig sein. Wieso mochte er meine dann nicht annehmen? Und: War genau das der Trigger für mich – seine verletzte Seele, in der ich mich spiegeln konnte?

Ich war hin- und hergerissen zwischen meiner Wut und lauter romantischen Ideen. Sobald ich in dunkleren Momenten einmal nicht über das verletzte Kind in ihm, sondern in mir nachdachte, fühlte ich mich unendlich niedergeschlagen. An anderen Tagen betrachtete ich das Ganze völlig nüchtern: Ja, Jakob war nicht im Reinen mit sich. Aber sollte das mein Problem sein?

Ich steckte fest, änderte aber nicht meine Strategie. Wir trafen uns weiterhin zu knisternden Dates. Und ich genoss vor allem die relativ kurze Spanne vor dem Sex, denn in dieser Zeit galt sein Interesse uneingeschränkt mir. Waren wir mit unserem Bettgeflüster fertig, flachte seine Aufmerksamkeitskurve rasant ab. Auch körperlich signalisierte mir Jakob dann – wenn auch unbewusst –, dass meine Zeit nun abgelaufen war, und beim Abschied fielen seine Küsse sparsam aus. Sobald die Tür hinter ihm zugefallen war, fühlte ich mich im Stich gelassen, wie ein überflüssiges Bündel, und nicht mehr wie die attraktive Ü50-Lady, die einen etwas scheuen und bindungsängstlichen Silberrücken wie ihn jederzeit verführen kann.

Vor einem unserer Treffen hatte ich vorab »bessere Bedingungen« für mich ausgehandelt. Das bedeutete, Jakob kam an einem Samstagmorgen zum Frühstück und blieb bis zum späten Nachmittag. So viel Zeit am Stück hatten wir noch nie zusammen verbracht! Bei diesem Date erfuhr ich noch mehr über ihn. Er sprach wieder über seine Ex – diese komplizierte Frau mit der schlimmen Störung. Ihretwegen sei er sogar in einer Selbsthilfegruppe gewesen. Mich schockierte es, wie weltentrückt er von ihr sprach und wie fern er mir in diesem Moment war. Mich packte eine stechende Form der Eifersucht – ich war wütend auf diese Phantomfrau, die ich nicht kannte und der es gelungen war, Jakob mit Haut und Haaren für sich zu gewinnen. Mein Schmerzkörper hatte mich schon wieder bei den Eiern gepackt!

Nach einer Einheit Frühstück mit ausgiebigem Talk ging es weiter mit einer Einheit Sex der Marke kurz und heftig. Und im Anschluss an die schnelle Nummer zogen wir uns an, um ein weiteres Mal bei Nieselregen durch den Stadtwald zu spazieren ... Während sich immer mehr Wassertropfen auf meiner Brille sammelten, sank meine Stimmung in den Keller. Jakob machte es mit seinem Gerede nicht besser. Er sei nicht glücklich mit seinem Leben. Er überlege, alles hinzuschmeißen, orakelte er, und ich stocherte nicht tiefer, ließ seine Sätze einfach so im Regen stehen.

Hey, hatten wir nicht gerade einen schönen Vormittag erlebt – und zwar mit dem besten Quickie, den ein Silberrücken wie er haben konnte? Und außerdem hatte ich mich auch noch von meiner schönsten Seite gezeigt und mein Schamhaar morgens extra für ihn getrimmt – war das alles weniger wert als nichts? War das der Dank für meine Mühe: eine dicke Schippe Unglück, das er mir jetzt einfach vor die Füße kippte wie eine Ladung Gülle? Ich konnte es nicht fassen, behielt meine dunklen Gedanken aber für mich und zeigte Jakob nicht, wie mir zumute war. Nein, ich pöbelte ihn nicht von der Seite an. Noch nicht mal richtig wütend konnte ich sein.

Als wir nachmittags unsere Kuchenrunde beendet hatten, sagte ich zu Jakob, dass ich mir ein gemeinsames Wochenende mit ihm wünsche. Er erwiderte nichts darauf und nahm meine Worte stattdessen zum Anlass, sich umständlich von mir zu verabschieden ... Hallo? Hatte ich was verpasst?

Nach einem laschen Abschiedskuss donnerte ich die Tür demonstrativ laut hinter ihm zu, sank dahinter aber zusammen wie ein zerschossenes Reh. Wie weit wollte ich in meiner Würde noch herabsinken? Und wie armselig war es von mir gewesen, Bedingungen für ein Date auszuhandeln, das doch für beide Seiten nicht nur einvernehmlich, sondern beglückend sein sollte? Wieso konnte ich die Diva in mir nicht zum Leuchten bringen, so wie Else es mir empfohlen hatte? Ich verhielt mich wie ein Kind, das noch nicht einmal dazu in der Lage war, seine eigenen Bedürfnisse auszudrücken. So konnte es nicht weitergehen!

Bis zum Valentinstag änderte sich meine Lage aber nicht. Selbstverständlich hatte Jakob etwas Besseres vor, als den 14. Februar mit mir zu verbringen. Für mich war das vollkommen okay – ich hatte ja eh nichts anderes erwartet und freute mich auf ein paar entspannte Stunden mit mir selbst. Der Sonntag zeigte sich von seiner schönsten Seite. Schnee war gefallen, und die Sonne tauchte die glitzernde Landschaft in ein magisches Licht. Morgens war ich dumm genug gewesen, Jakob einen kurzen Gruß zu schicken, auf den er noch nicht reagiert hatte. Die Stunden vergingen, doch er schrieb nicht zurück. Es wurde Nachmittag, alle Welt war auf den Beinen und strömte raus in die Stadtparks. Auch ich hatte mich auf den Weg nach draußen gemacht – und war nun: gottverdammt allein. Und verlassen. Einsam. Ohne eine Nachricht von irgendwem! Ohne eine Antwort! Und plötzlich war ich gefühlt in der Hölle gelandet – und hätte geweint, wären nicht so viele Leute um mich herum gewesen. Gegen Abend – die Sonne war längst untergegangen – meldete sich Jakob doch noch und schickte mir ein paar belanglose Satzzeichen samt Emoji-Gedöns.

Einige Tage später schrieb ich ihm: »Eine reine Verabredung zum Knattern ist nichts für mich. Ich brauche auch den Flirt und die Zerstreuung. Das muss einfach offenbleiben, wann und wo wir uns sehen und ob wir uns lieben. Ich glaube, wir sind beide bindungsscheu. Ich bin aber bereit, mich dieser Angst zu stellen. Wenn du dir vorstellen kannst, dich darauf einzulassen, können wir es versuchen. Mir ist klar geworden, dass ich mir selbst in die Tasche lüge. Ich sehne mich sehr wohl nach einer festen Beziehung und will nicht länger vor Nähe davonlaufen. Auch will ich nicht mehr warten, bis ich 70 bin. Wenn du nur ein unverbindliches Sex-Date suchst, müssen wir das Ganze jetzt beenden.«

Seine Antwort folgte prompt: »Klarheit ist wichtig im Leben. Du entwickelst dich langsam. Es geht voran (Daumen nach oben)! Solange du dich aber in deinem Keller verkriechst und Arbeit dem Leben vorziehst, wird das Leben weiterhin schmerzhaft an dir vorbeiziehen. Eine Beziehung braucht Leben. Überdenke deine Work-Life-Balance, korrigiere sie, und dann kümmere dich um eine Beziehung. Ich bin der, der dir den Spiegel vorgehalten hat. Lassen wir es, damit du dich auf den Weg zu dir machen kannst (Kuss-Emoji)!«

Was für ein Arschloch!

In gewisser Weise war Jakobs Nachricht heilsam. Er hatte genauso reagiert, wie ich es von ihm erwartet hatte, nämlich doof, abwertend und abweisend. Er hatte den Spieß einfach umgedreht und mir die Schuld in die Schuhe geschoben. Im Grunde genommen hatte er mich mit dieser Botschaft degradiert und sich selbst erhöht. Oder hatte ich das selbst getan, ihm das Tatwerkzeug geliefert? Wie auch immer – nach all den seelischen Aufs und Abs war ich überzeugt davon, dass dies die letzten Signale waren, die wir miteinander getauscht hatten. Ich dachte, es sei vorbei.

Nach einigen Wochen fühlte ich mich stärker, weniger anfällig für Stimmungstiefs. Was weiblichen Beistand anging, hatte ich draufgesattelt: Nicht nur mit meinen besten Freundinnen traf ich mich, um sie in das schicksalhafte Scheitern dieser amourösen Begegnung einzuweihen. Nein, ich rüstete auch in Bezug auf mein Seelenpolster auf und holte mir Feedback von Expertinnen. Ich las Bücher von der Psychotherapeutin Esther Perel und suchtete mich durch alle Folgen von Paula Lamberts Podcast: In »Paula kommt« sprach die Journalistin und »Sexpertin« regelmäßig mit Betroffenen über ihre Probleme in Liebesbeziehungen. Für mich waren Paulas digitale Sprechstunden wie echte Therapiesitzungen. Ich saß mit den anderen auf der Couch. Und beim Hören fand ich immer wieder etwas Neues nicht nur über Paulas Gäste heraus, sondern vor allem über mich. Die beste Erkenntnis, die ich daraus zog: Ich war nicht allein. Verdammt viele Leute waren in toxische Beziehungen verstrickt und konnten sich nicht daraus befreien.

Hinzu kam eine weitere Einsicht: Dass Männer wie Jakob keine dauerhafte Bindung mit mir eingehen wollten, lag nicht an dem Umstand, dass ich zu alt oder nicht liebenswert war. Es lag an meinem geringen Selbstwertgefühl. So wie ich in den Wald hineinrief, so schallte es zu mir zurück. Ich war größtenteils selbst dafür verantwortlich, wie Männer mir begegneten. Ich war diejenige, die darüber bestimmte, wie ich von anderen behandelt wurde. Oder um es mit den Worten von Else zu sagen: »Du musst die innere Diva in dir nach außen kehren, sonst wirst du plattgemacht!«

Nun war Selbstvertrauen zwar keine Eigenschaft, die ich mir von heute auf morgen aneignen konnte. Aber das Gute war: Mein Minderwertigkeitskomplex war nicht naturgegeben, ich konnte ihn beheben. Mangelndes Selbstvertrauen war wie ein nicht näher definierter Muskel, den ich trainieren konnte. Ich musste meine Liebenswürdigkeit also nicht länger anzweifeln, nur weil Männer wie Jakob nicht in mich verknallt waren. Ich war eine Frau in der Mitte ihres Lebens. Und das war auch gut so!

Von nun an gelangte ich immer tiefer hinein in das Gestrüpp meiner Seele und versuchte, es peu à peu zu entflechten. Wöchentlich lernte ich beim Hören von Paulas Podcast eine Menge dazu. Mir wurde zum Beispiel bewusst, dass ich für Viggo und Jakob nie mehr als eine »Übergangsfrau« gewesen war. So erklärte es jedenfalls Paula: Eine Übergangsfrau sei wie ein Fluchtauto, das Männer gerne nutzen, um sich aus den Fängen einer anderen zu befreien. Diese Auslegung tat zwar weh – denn wer will schon ein Fluchtauto sein? –, sie war aber heilsam. Im Laufe der Zeit fiel es mir wie Schuppen von den Augen: Jakob hatte mich in so vielen Punkten belogen! Wieso war ich so blind dafür gewesen?

Die Puzzleteile fügten sich in ein Bild: Jakobs verstohlene Blicke auf sein Handy, die Tatsache, dass er samstags pünktlich wegmusste, und die seltsamen Erklärungen für seine Verspätungen – alles deutete darauf hin, dass er immer noch ein Verhältnis hatte – und zwar mit dieser gestörten Frau. Die toxische On-Off-Verbindung mit ihr dauerte noch an! Und da Jakob weder mit noch ohne sie leben konnte, war er einfach zwei- oder mehrgleisig gefahren und hatte sich mit mir ein »Ventil« geschaffen, um »Druck abzulassen«. So technisch musste ich es betrachten.

Die Erkenntnis tat weh, aber ich konnte den Schmerz auf einmal besser aushalten. Ich hatte Jakob unterschwellig für seine »Leistung« bewundert, dass er trotz harter Lebensgeschichte stets einen inneren Kompass halten konnte. Aber nach allem, was ich nun wusste, war es wahrscheinlicher, dass er mir gegenüber nur so getan hatte, als habe er alles im Griff. Jakob war nicht der Mann, den ich in ihm sehen wollte. Er war weder Eastwood noch Hemingway. Da lag bloß eine Verwechslung vor, weil er – wie Clint und Ernest – zufällig auch scharf schießen und Sprüche klopfen konnte. Der Film – mein eigener Film – war jetzt zu Ende, das Drama vorbei. Ich fuhr die große Leinwand ein und schloss mein privates Seelenkino.

Seltsam war, dass die Geschichte mit Jakob erst ein paar Tage vor meinem 51. Geburtstag ihren vollständigen Abschluss fand. Aber der Reihe nach …

Drei Jahre, drei Reinfälle, keine Hochzeit – und höchste Zeit für Tabula rasa

Nach all diesen Reinfällen war ich reif für eine Familienaufstellung. Meine Freundinnen Else und Paula hatten bereits gute Erfahrungen damit gemacht und mir empfohlen, die Psychotherapeutin Frau Keller aufzusuchen.

Die Familienaufstellung ist eine Methode, mit der familiäre Strukturen analysiert werden können. Dabei gilt die Prämisse, dass die Art der Beziehung zu unseren Eltern/Angehörigen Rückschlüsse auf unser Bindungsverhalten zulässt. Hat eine Betroffene etwa immer wieder ein Problem mit Nähe in Partnerschaften, versucht ein entsprechend ausgebildeter Coach herauszufinden, welches Verhaltensmuster sich seit der Kindheit bei ihr wiederholt und inwiefern es das Verhältnis dieser Frau zu ihren Eltern/Angehörigen widerspiegelt. Anschließend wird dieses spezielle Geflecht symbolisch mit Stellvertretern (zum Beispiel mit Menschen oder Karten) im Raum aufgestellt und unter die Lupe genommen. Auf diese Weise können dysfunktionale Mechanismen und Verstrickungen ausfindig gemacht werden, die bei der Betroffenen zu einer Störung oder einem Leidensdruck geführt haben.

Nachdem Else und Paula bereits in einigen Sitzungen Persönliches mit Frau Keller erörtert hatten, war endlich ich an der Reihe. Meine Fragen waren dringlich, ich hatte sie mir extra notiert: Warum verliebe ich mich immer wieder in Männer, die nicht ernsthaft an mir interessiert sind? Und warum gelingt es mir nicht, Nähe und Intimität in einer Partnerschaft aufzubauen und auszuhalten?

Tatsächlich hätte ich den Zeitpunkt für eine Sitzung bei Frau Keller nicht besser wählen können. Sie dauerte nur zwei Stunden, änderte meine Einstellung zum Thema Partnerschaft aber komplett. Das Beste war, dass ich – bildlich gesprochen – wie ein zerrupftes Huhn bei Frau Keller ankam und später zwar verheult, aber auch gefasst und fokussiert nach Hause ging. Ich hatte mir nicht viel davon versprochen, doch es fühlte sich an wie ein Durchbruch. Ich war plötzlich von meiner Liebeskrankheit und Jakob-Besessenheit befreit, meine Bedürftigkeit war verschwunden. Normalerweise brauchte ich Monate, um mich psychisch und gedanklich von einem Mann zu lösen, das war nun spontan geschehen!

Frau Keller gelang es, mich von dem nagenden Gefühl der Verlassenheit loszueisen – oder genauer gesagt: Ich hatte mich selbst entfesselt, indem ich ihr tränenreich, detailliert und wie bei einer kirchlichen Beichte all meine Sorgen anvertraute. Auf einmal kamen zu meinem Glück mehrere Dinge zusammen. Zunächst einmal war es eine gute Entscheidung, die Familienaufstellung in einer Situation in Angriff zu nehmen, in der ich zwar niedergeschlagen, aber auch offen für eine andere Sichtweise war. Hinzu kam, dass ich beim Lesen und Hören schlauer Bücher und Podcasts viel über zwischenmenschliche Vorgänge gelernt hatte. Mein Herz und meine Seele waren also schon gut gepolstert. Ich verurteilte mich nicht mehr so stark wie früher für meine Schwächen, und mein Blick für sie war bereits geschärft. Ich fühlte nun in jeder Faser meines Körpers, dass ich nicht dafür verantwortlich war, dass Männer wie Jakob mich nicht lieben konnten.

Zwar hatte ich schon als Studentin viel über Psychologie erfahren, aber jetzt schien dieses Wissen endlich eine Etage tiefer zu sacken – bis runter zu den Eierstöcken, wo die blanken Lehrsätze sich mit gelebter Erfahrung paaren, so bildhaft erläuterte ich Else diesen heilsamen Vorgang.

Bei Frau Keller ging es im Kern um meine Familie. Dass ich über meine eigene Sippe noch etwas Neues erfahren würde, hatte ich nicht erwartet. Doch wie heißt es so schön: Manchmal hilft ein Blick von außen. Ich hatte immer angenommen, dass ich meine Eltern bis in den letzten Winkel ihrer Seelen kannte – Schwächen und Stärken inklusive. Ich hatte mir eingebildet, genau zu wissen, wie und warum sie so waren, wie sie nun einmal waren. Trotzdem war ich für so viele Umstände blind gewesen. Während des Gesprächs mit Frau Keller wurde mir zum Beispiel bewusst, dass viele der Männer, in die ich verliebt gewesen war, Ähnlichkeiten mit meinem Vater aufwiesen.

Hätte mir vor 20 Jahren jemand gesagt, dass meine Partnerwahl unterschwellig an seinem Bild hängt, hätte ich laut gelacht. Aber der Teufel steckt im Detail: Zwar sahen die Männer, mit denen ich liiert war, nicht so aus wie er. Und auch sonst gab es keine positiven Gemeinsamkeiten. Doch dabei hatte ich übersehen, dass es trotzdem viele Übereinstimmungen gab – ausgerechnet in Bezug auf negative Eigenschaften.

Meinen Vater hatte ich als kleines Kind abgöttisch geliebt. Sein Beruf als Elektrotechniker für ein Unternehmen, das Filteranlagen baute, brachte es aber mit sich, dass er ständig im europäischen Ausland auf Montage war – oft auch am

Wochenende. Kam er von seinen Touren zurück, brachte er Geschenke für mich mit – ein Riesenvergnügen!

Als ich etwa zwölf Jahre alt war, wandelte sich unser Verhältnis. Er saß nun im Büro der Firma und war nicht mehr so oft unterwegs und abwesend. Wir stritten nun häufig miteinander – über lauter nervige Kleinigkeiten. Als Pubertierende fand ich viele seiner Charaktereigenschaften blöd – seine Sturheit und Bockigkeit zum Beispiel. Immer wollte er recht haben! Und sogar in Situationen, in denen er definitiv nicht recht hatte, hielt er wider besseres Wissen an seinen Standpunkten fest – das fand ich albern. Wenn er mit meiner Mutter stritt, was ständig vorkam, konnte es passieren, dass er den Kontakt mitten im Disput abbrach und wie eine beleidigte Leberwurst von dannen zog.

Der jähe Kontaktabbruch war auch eine der negativen Eigenschaften, mit der viele meiner Ex-Freunde mich verschreckt hatten. Auch Jakob war zweimal ohne Erklärung gegangen. Das Muster, das sich abzeichnete, war unverkennbar: Ich hatte eine Schwäche für abwesende, vermeintlich unerreichbare und unnahbare Männer, die ich aus der Ferne anhimmelte und auf die ich all meine Wünsche projizieren konnte. Aus der Nähe betrachtet waren sie jedoch nicht die Traumtypen, für die ich sie gehalten hatte, und die große Enttäuschung folgte stets auf dem Fuße. Der entzauberte Märchenprinz war ein Frosch – diese Geschichte musste ich umschreiben und neu deuten, damit ich selbst nicht länger auf sie hereinfiel.

Mit meiner Mutter wiederum identifizierte ich mich in vielen Aspekten, obwohl ich als Kind nicht so werden wollte wie sie – nämlich ständig gefesselt vom Alltag, belastet mit

1000 Sorgen und immer am Machen und Tun. Vom Einkauf bis zum Putzen erledigte sie alles. Für meinen Vater blieben keine Aufgaben im Haushalt übrig. Vor lauter Stress vernachlässigte sie sich selbst. Sie achtete kaum auf ihre Erscheinung oder die Signale, die ihr Körper ihr gab, wenn sie erschöpft war. Vergnügt und locker erlebte ich sie selten, meist war sie angespannt: wegen des laufenden Betriebs in unserer Familienbäckerei und unserem Tante-Emma-Laden, aus dem später ein kleiner Edeka-Markt hervorging.

Von meiner Mutter könnte der folgende Satz stammen: »Habe ich nicht alles für euch getan? Und habt ihr mich ein einziges Mal dafür gelobt?« Laut hat sie ihn freilich nie ausgesprochen, doch unterschwellig schwang diese Botschaft immer mit.

Diese Message könnte ebenso von der Mutter meiner Mutter und den anderen Frauen aus meiner Familie stammen. Als Handlungsmaxime hatte ich diese Botschaft stets abgelehnt und erkannte nun bei Frau Keller, dass sie sehr wohl etwas mit mir zu tun hatte: Wie oft hatte ich mich selbst für andere (Männer) verausgabt, mich hingegeben, geopfert? Und – war ich ein einziges Mal dafür belohnt worden? Nein, mein Engagement lief stets ins Leere, und ich hätte mir eher die Zunge abgebissen, als andere – seien es nun Vorgesetzte oder Liebhaber – auf meine Qualitäten hinzuweisen. In dieser Hinsicht war ich wie meine Mutter und setzte auf drastisches Understatement. Eine bestimmte Form von Selbstachtung zu kultivieren – dazu schien ich ebenso wenig wie sie in der Lage zu sein. Sie hatte nicht gelernt, auf ihre eigenen Bedürfnisse zu achten – noch krasser: Sie war unfähig, diese überhaupt zu spüren. Oft handelte sie wie ein christlicher Märtyrer, ließ anderen den Vortritt, stellte sich selbst in die zweite Reihe oder in den Schatten und fand ihr Vorgehen auch noch vorbildlich, weil vermeintlich selbstlos und scheinbar nicht egoistisch. Andererseits versuchte sie ihre Wünsche passiv-aggressiv durchzusetzen, fuhr mit dieser Taktik aber immer wieder gegen die Wand – zum Beispiel, wenn sie mit ihrem Mann stritt.

»Schau her, mir geht es schlecht!« Diesen Satz sprach sie nie aus, gefühlt hing er ständig in der Luft. Doch was sollten die potenziellen Empfänger dieser Nachricht mit dieser unterschwelligen Botschaft anfangen? Nichts natürlich, denn das Einzige, das sie hervorrief, waren Schuldgefühle. Aber wem diente ein schlechtes Gewissen? Wen machte es glücklich? Machte es irgendetwas in unserer Familie besser? Oder hing der Haussegen erst recht schief, sobald die Luft wieder besonders dick war?

Mit Erschrecken stellte ich fest, dass ich meinen Eltern viel ähnlicher war, als ich dachte. Ihr trotziges und passiv-aggressives Verhalten legte ich selbst oft genug an den Tag, zum Beispiel wenn ich mich von einem Mann verletzt fühlte. Statt Konflikte auszuagieren und Probleme anzusprechen, zog ich mich zurück wie eine beleidigte Prinzessin auf der Erbse. Nicht nur mein Vater und meine Mutter verhielten sich also oft kindisch, ich auch.

Meine Eltern waren fast noch Kinder gewesen, als sie mit Anfang 20 heirateten. Vielleicht waren sie nie wirklich erwachsen geworden – denn was hieß das schon: Erwachsensein? Die zwei hatten sich mit den Verhältnissen, die Anfang der 70er-Jahre auf dem Dorf noch muffig und konservativ waren, arrangiert. Mein Vater sollte Bäcker werden – wie der Vater meiner Mutter. Doch das klappte nicht reibungslos. Wahrscheinlich war meinem Vater schnell bewusst geworden, dass er mit seinem Ehegelöbnis auch die Familie meiner Mutter geheiratet hatte. Und dazu war er als freiheitsliebender Eigenbrötler nicht bereit. Kein Wunder also, dass er sich schließlich einen anderen Beruf suchte, einen Job, der ihm die Möglichkeit bot, dem täglichen Betrieb bei uns zu Hause zu entkommen.

Über Gefühle redete er nicht gern. Oder besser: Er hatte nicht gelernt, darüber zu sprechen. Für zwischenmenschliche Belange interessierte er sich kaum und ging lieber seinen Hobbys nach. Meine Mutter suchte ebenfalls nicht aktiv das Gespräch mit ihm. Wenn es ihr nicht gut ging, konnten wir es spüren, doch sie sagte nichts.

Zum ersten Mal dachte ich nun anders über die Ehe meiner Eltern nach – und auch über ihre Stellung innerhalb unserer Familie – innerhalb des kleinen Bäckerei-Clans mit meinem Opa mütterlicherseits, den zerstrittenen Brüdern, meiner Oma mütterlicherseits, den Tanten, Onkeln und Cousinen ... Ich konnte plötzlich verständnisvoller und milder auf sie blicken. Ihre Positionen im Familiengefüge gaben interessante Aufschlüsse über ihre und meine Stellung in der Welt.

Meine Mutter und mein Vater waren beide auf ihre Weise bindungsängstlich, ausweichend und beziehungsvermeidend. Sie waren Verteidiger ihrer Lebensweisen, keine Stürmer. Was sie allerdings verteidigten, war mir schleierhaft. Waren es die verbliebenen Reste ihrer Autonomie? Als Kind hatte ich manchmal das Gefühl, dass ich wie ein Rammbock zwischen den beiden stand. Ihre Sprachlosigkeit, Unsicherheit und ihre Verletzungen trug ich in mir. Trug ich auch ihre Konflikte in mir – trug ich sie stellvertretend für sie aus? Waren ihre Konflikte gar nicht meine Angelegenheit? Und war genau das mein Problem – das Problem, das mich daran hinderte, mich selbst zu entfalten und auf eine Partnerschaft einzulassen?

Die Einsicht, dass es möglicherweise so war, tat weh. Ich wollte nicht länger an überkommenen Mustern und starren Glaubenssätzen festhalten, musste aber erst lernen, wie das geht. Meine Mutter hatte ihre romantischen Kleinmädchenträume mit Anfang 20 begraben, vermutlich als ich zur Welt kam. Ich wiederum war bald 51 Jahre alt und schien immer noch zu träumen. Hatte ich mich mit diesem Kniff dagegen gewehrt, so zu werden wie sie?

Ich malte mir aus, wie meine Mutter wohl mit 16 gewesen war, als sie meinen Vater kennenlernte, und stellte mir eine zarte, intelligente, aber auch naive junge Frau mit nervösem Temperament vor, denn so wirkte sie auf mich, wenn ich mir Jugendfotos von ihr ansah.

Ich malte mir aus, wie sie sich im Laufe der Jahre zunehmend vom Leben enttäuscht fühlte, möglicherweise auch von ihrem Mann, der selten da war, wenn es im Betrieb hoch herging und sie sich gleichzeitig um mich kümmern musste. Der Ton in der Bäckerei war rau – immer war etwas zu tun. Ich stellte mir vor, wie oft sie zwischen ihrem Mann, ihren Eltern, unseren Verwandten und den Kunden vermitteln musste, wie überfordert sie mit all dem in noch so jungen Jahren war – und wie oft ihr dabei wohl die Nerven durchgegangen waren ... Und wie sie die Zähne in den Jahren darauf zusammengebissen hatte, wie sie härter im Nehmen wurde, sich eine Schutzhaut zulegte und in einen kleinen Feldwebel verwandelte, eine Macherin, die die Fäden tapfer zusammenhielt – koste es, was es wolle, galt es doch, den Ruf des Clans im Dorf zu behaupten.

Dieses Bild der toughen Frau, die sie ja tatsächlich war, passte so gar nicht zu der Opferrolle, die sie für sich gepachtet hatte. Wieso stilisierte sie sich ständig als ein Opfer der Umstände und wies immer wieder auf das Leid hin, das sie im Laufe der Zeit durchgemacht hatte? Die Lösung zu diesem Rätsel fand ich nicht, erkannte aber beklommen, dass ich meiner Mutter auch in diesem Punkt ähnlich war. Schaute ich sie an, sah ich mich im Spiegel, sah Schwächen – und kaum die Stärken.

Aber das sollte sich ändern. In der Rolle des Opferlamms gefiel ich mir überhaupt nicht. Und egal, was in der Vergangenheit vorgefallen war, ich befand mich jetzt in der Gegenwart, und es war müßig, immer nur zurückzuschauen. Meine Mutter war kein Kind mehr – und ich auch nicht. Wir waren erwachsen, und es half nicht, unsere eigenen Fehler mit vergangenen Ereignissen zu rechtfertigen. Gleiches galt auch für meine Freundinnen. Jede von uns hatte als Kind, Jugendliche und Erwachsene ein paar schlimme Dinge erlebt. Aber sollten wir weiterhin darauf rumreiten, brachte uns das weiter? Nein!

Jeder Mensch ist eines Tages erwachsen und übernimmt die Verantwortung für sein Leben – ein anderer kann sie ihm schließlich nicht abnehmen. Auch diese Botschaft vermittelte mir Frau Keller. Am Ende der Sitzung hatte ich weiche

Knie, war aber klar bei Verstand. Sie entließ mich mit der Geschichte einer ihrer Klientinnen: Elisabeth wechselte in der zweiten Hälfte ihrer Ehe 25 Jahre lang kein Wort mehr mit ihrem Mann. Als dieser erkrankte, pflegte sie ihn bis zu seinem Tod, ohne noch einmal mit ihm zu sprechen, bevor er starb.

Frau Keller sagte, es sei der Hass gewesen, der die beiden verbunden habe – der Hass und mit ihm ein unausgesprochenes Versprechen: Das Versprechen, dass nur derjenige, der einen einst verletzt hat, auch derjenige sein kann, der diese Verletzung am Ende heilt. Dieses vermeintliche Versprechen sei ein Irrglaube, dem allzu viele Paare erlegen seien.

War auch ich auf diesen Trugschluss reingefallen, weil ich bis zuletzt gehofft hatte, dass Jakob mich von meinem Leid erlöst, sobald er mich umarmt? Ich beschloss, dass von nun an vieles anders werden sollte, zum Beispiel mein verkorkstes Verhältnis zu Männern. Meine romantischen Vorstellungen über die Liebe konnte ich mir jedenfalls in die Haare schmieren. Was waren das bloß für alberne Märchen gewesen, an die ich geglaubt hatte? Es war an der Zeit, aus dem Dornröschenschlaf zu erwachen. Schon allein deshalb, weil es auch einigermaßen dumm war, immer wieder mit demselben Verhaltensmuster gegen die Wand zu fahren. Selten dumm war das. Affendumm sogar!

Zwei Tage darauf feierte ich meinen 51. Geburtstag – coronabedingt nur mit meiner besten Freundin Else, also im allerkleinsten Lockdown-Kreis. Wir hatten beschlossen, uns ein paar Gläser Gin hinter die Binde zu kippen und unter dem

Motto »Fake it till you make it« so zu tun, als sei Corona schon vorbei und als würden wir bei mir zu Hause »vorglühen«, um dann später in der Nacht die Luzie rauszulassen – und zwar in einem dieser hotten Ü50-Clubs, die es in unserer Stadt zwar nicht gab, die aber ab 2023 in postpandemischen Zeiten wie Pilze aus dem Boden schießen würden.

Ich war froh darüber, dass ich Jakob nie gesagt hatte, wann mein Geburtstag ist – so kam ich gar nicht erst in die Verlegenheit, auf eine Nachricht von ihm zu warten. Nach der Sitzung mit Frau Keller fühlte ich mich wie eine frisch geschlüpfte 51-Jährige. Andererseits war mir beklommen zumute, denn ich befürchtete, dass ich Jahre brauchen würde, um meine schwache seelische Muskelpartie namens Bindungsfähigkeit zu trainieren. Wie sollte ich aufholen, was ich in den vergangenen Jahrzehnten vermasselt hatte? So viel Zeit hatte ich schließlich nicht mehr. Die Hälfte meines Lebens war vorbei. Rund 50 Jahre lang hatte ich meinen großen Auftritt als toughe Diva, die für sich selbst und ihre Ideale einsteht, versäumt. Und jetzt, wo ich endlich das gigantische Bedürfnis hatte, mit alten Fehlern aufzuräumen und mir eine neue Komfortzone zu schaffen, befanden wir uns im totalen Lockdown. Ich hatte kaum Möglichkeiten, mein neues Ich in freier Wildbahn zu präsentieren und bei einem lockeren Flirt mit einem Mann meine noch ungenutzten Skills zu trainieren. Auch konnte ich so kaum ergründen, wie es war, wenn frau ganz bei sich blieb und ihre Personality nicht sofort für einen dahergelaufenen Hallodri an der Garderobe abgab.

Eins war glasklar: Ich wollte mich nicht mehr heillos und in toxischer Manier in einer belanglosen Liebelei verlieren und mein Herz an einen Mann verschenken, der mich nicht zu würdigen wusste. Klar wie Kloßbrühe war auch, dass ich mein Glück nicht erneut per Dating-App suchen würde, denn auf diesen Plattformen der Hölle war für mich nichts zu holen. Auch hegte ich den Verdacht, dass sich in diesen Börsen vor allem beziehungsscheue Schwachmaten tummelten.

Meine Versuche, über den sexuellen Kontakt eine Verbindung zu Männern aufzubauen und dafür Liebe zu bekommen, waren nicht nur kläglich gescheitert – sie waren vor allem würdelos und respektlos mir selbst gegenüber gewesen. Nie wieder wollte ich so tief sinken. Nie wieder wollte ich mich anderen Menschen gegenüber kleinmachen, mein Licht unter den Scheffel stellen oder mich an einen Mann klammern, der mich wegstieß. In gewisser Weise musste ich also von vorne anfangen.

In früheren Zeiten – also vor dem Gespräch mit Frau Keller – war es vor allem die Angst gewesen, die das Regiment über meine Entscheidungen hatte. Aus Angst hatte ich es unbewusst immer vermieden, ebenbürtige Verbindungen überhaupt in Erwägung zu ziehen. Aus Angst hatte ich mich absurderweise immer an jene geklammert, die ich nicht halten konnte. Jetzt wollte ich mich von der Lust – und zwar der befreiten und nicht von der bedürftig suchenden – leiten lassen. Mit anderen Worten: Ich musste mich kurz mal neu erfinden. Denn ich wollte mich verwandeln – von einem Kontrolletti, der aus Angst immer alles zwanghaft im Griff haben muss, in eine lässige Lady, die so stark ist, dass sie sich fallen lassen kann, ohne sich selbst zu verlieren. Keine leichte Aufgabe ...

»Es muss endlich Luft in die Ritzen kommen«, sagte ich zu Else, die mir – passend zu meinem neuen Lebensabschnitt – eine Malerstaffelei geschenkt hatte.

Yes! Was nun noch fehlte, war ein neuer Anstrich, ein frischer! Ich mixte uns noch zwei Drinks, bevor wir das Thema Männer vertieften. Denn zu meinem Erschrecken war ein Dämon aus der Vergangenheit aus der Versenkung zurückgekehrt: November Popolow hatte mir tagsüber eine ellenlange WhatsApp-Nachricht geschickt. Jener deutlich ältere Schauspieler, mit dem ich vor langer Zeit eine unglückliche Liaison gehabt hatte, meldete sich plötzlich aus dem Orkus zurück, obwohl ich seit Jahren nichts von ihm gehört hatte. Seinerzeit hatte ich mich von ihm getrennt, weil er zu rasenden Eifersuchtsanfällen neigte. Er war damit einer von jenen Männern gewesen, die mich eng an sich binden wollten und vor denen ich stets weggelaufen war. Zum Glück weggelaufen, denn diese Typen waren meine männlichen Pendants: November war genauso bedürftig wie ich, deshalb hatte ich es an seiner Seite nicht lange ausgehalten. Seine Zuwendung war bloß das Resultat eines Mangels, so hatte ich es immer empfunden. Und außerdem litt November wie fast alle Schauspieler an einer narzisstischen Störung.

Ausgerechnet er sprang also an meinem 51. Geburtstag wie Kai aus der Kiste und schrieb mir eine übergriffige Nachricht, die noch viel ungehobelter und ungefilterter ausfiel als früher seine vermeintlich gut gemeinten Liebespamphlete, die er mir vorzugsweise um 5.30 Uhr geschickt hatte. Und nun belästigte er mich mit wilden Fantasien und fiesen Verunglimpfungen. Ich war maßlos empört und lästerte mit Else über November, der jetzt stark aufs Rentenalter zuging und anscheinend – anders als ich – gar nichts aus seinen Fehlern gelernt hatte.

Als wir noch miteinander liiert waren, war es ihm ein ums andere Mal gelungen, mich mit seiner manipulativen Art um den Finger zu wickeln. Wie oft hatte er versucht, mir hinterrücks ein Schuldgefühl zu vermitteln! Und ausgerechnet an meinem Geburtstag belästigte er mich jetzt mit seinem Wortdurchfall und hatte noch dazu die Unverfrorenheit, mir nicht zu gratulieren! Hatte diese Knalltüte – bitte schön – nicht mitbekommen, dass ich längst nicht mehr die Frau war, für die er mich hielt? Dass ich diese Frau nie gewesen war? Und dass ich mich vor zwei Tagen in mein neues und erwachsenes Ich verwandelt hatte? Erbost sezierte ich mit Else seinen Fall – und im Eifer des Gefechts knöpften wir uns anschließend auch Jakobs Akte noch einmal vor. Was ihn anging, war Else meiner Meinung.

»Bindungsängstlich, wie dieser Typ ist, hat der natürlich noch eine Wochenendbeziehung mit seiner gestörten Else am Laufen«, fasste Else den mutmaßlichen Tatbestand knapp zusammen. »Und wer weiß, vielleicht hält er sich außerdem weitere Nebenfrauen warm, zum Beispiel eine liebesbedürftige Ex-Frau, Jugendfreundin oder Arbeitskollegin. Who knows ...«

Was Jakob anging, waren viele Szenarien denkbar, und das Schöne war, dass es mich nicht länger verletzte. Nüchtern betrachtet hatte er mich nur zur Befriedigung seiner sexuellen Bedürfnisse gebraucht. Und ich hatte ihm zu allem Überfluss das Gefühl der Grandiosität gegeben, weil ich ihn über das normale Maß hinaus idealisiert hatte. Umgekehrt war ich bei jeder unserer Begegnungen ein kleines Stückchen winziger geworden.

Seine gestörte Geliebte hatte ihn – da war ich mir sicher – ständig hingehalten und kleingemacht. Er hatte keine Kontrolle über diese fiese Mamsell, ebenso wenig wie er in seiner Kindheit das Verhalten seiner Mutter hatte kontrollieren können. Und ich war in diesem toxischen Dreieck ein Vehikel für ihn gewesen – eine erweiterte Masturbationsvorlage. Wie armselig war das! Und so einen Mann hatte ich attraktiv gefunden? Unvorstellbar!

Für Jakob war ich stets berechenbar gewesen, mit anderen Worten: langweilig. Die Frau, der er immer noch hörig war, turnte ihn hingegen an. Diese Lady ließ ihn sicherlich immer wieder hängen und war sprunghaft, launisch, unwägbar und impulsiv. Und davon fühlte er sich magisch angezogen. In ihren Armen fühlte er sich lebendig, in meinen wie in einer Klemmschraube.

»Männer sind so durchschaubar. Schubs sie weg, und sie finden dich anziehend und laufen dir ewig hinterher«, sagte ich zu Else, und sie zog die Augenbrauen hoch … – Ja, schon klar, auch ich war ständig irgendeinem Himbeertoni hinterhergelaufen. Schwärmerische Gefühle waren über einen langen Zeitraum meine Lieblingsdrogen gewesen. Bereits im Alter von 14 Jahren hatte ich schmachtend in meinem Tagebuch über einen vermeintlich unerreichbaren Jungen geschrieben, den ich aus der Ferne anhimmelte. In bunten Tagträumen malte ich mir aus, wie es wäre, ihn – den einen – kennenzulernen. Und so war es bis zuletzt mit wechselnden Helden im Repertoire gewesen.

Einen Tag nach meinem 51. Geburtstag schrieb ich November Popolow eine gepfefferte Nachricht und zeigte ihm damit nicht nur, was eine Harke ist, sondern auch mein neues

Ich als stolze Diva. Ich versteckte mich nicht länger hinter falscher Freundlichkeit und schrieb ihm, wie erbärmlich ich seine Message fand. Mit diesem selbstbewussten Konter konnte die alte Rübennase erwartungsgemäß nicht umgehen. Das schillernde Muster einer Diva war ihm vermutlich zu fremdartig und unheimlich. Und darum antwortete er nicht mehr und verschwand im Nebel der Gezeiten wie ein hungriger Bär, der vor einem frechen Stinktier davonläuft.

Anfang April meldete sich ein anderer Dämon aus der Vergangenheit wieder: Jakob. Ein wenig streichelte es meine Seele, dass er sich nach wie vor für mich zu interessieren schien. Er folgte mir seit geraumer Zeit auf Instagram und kommentierte meine Postings. Jetzt schien er zum Frontalangriff überzugehen und schickte mir wieder WhatsApp-Nachrichten. Ich war aber zu gut mit mir selbst im Training und gab deshalb nicht allzu viel auf seine Botschaften, in denen er mir mitteilte, dass er »oft an uns denken« würde. Blablabla.

Als es mir zu bunt wurde, bat ich ihn per Voice-Call darum, seine Annäherungsversuche zu unterlassen. Wenn er mir etwas zu sagen habe, solle er das tun, und ansonsten für immer schweigen. Er antwortete ebenfalls mit einer Sprachnachricht – und schließlich telefonierten wir miteinander, was wir sonst kaum jemals praktiziert hatten. Für mich war diese Situation vor allem ein Selbsttest: War ich fähig, ihm zu widerstehen? Die Antwort lautet: Yes!

Im Gespräch mit ihm hielt ich mit meiner Meinung nicht mehr hinter dem Berg und sprach auch über meine Vermutungen. »Du hast mich belogen«, sagte ich ohne einen Vorwurf in der Stimme. »Du bist immer noch mit der Borderline-Bitch zusammen.«

Ich war selbstsicher und blieb bei mir. Dennoch erstaunte mich seine Reaktion. Ich spürte förmlich, wie er den dritten Gang einlegte und mir zögerlich gestand, dass ich richtiglag: Ja, er könne sich psychisch nicht von dieser Frau lösen. Sie habe ihn sogar schon geschlagen. Sie habe ihn zum Weinen gebracht und ihn an seine Gefühle herangebracht.

Wie in Trance hörte ich zu, denn eine Bestätigung für meinen Verdacht zu bekommen, hatte ich nicht erwartet. Umso befriedigender war die Erfahrung, ihm ohne Hass, aber auch ohne Mitleid sagen zu können, dass die Sache mit uns vorbei und ich nicht gewillt war, da weiterzumachen, wo wir ein paar Monate zuvor aufgehört hatten. Punkt.

Fake it till you make it, my dearest Clint Eastwood! Auch Cowboys treffen manchmal ins Schwarze, aber meistens gehen Schnellschüsse aus der Hüfte eben doch in die Hose!

KAPITEL 3

ADIEU, MÄNNER IN DER ANDROPAUSE

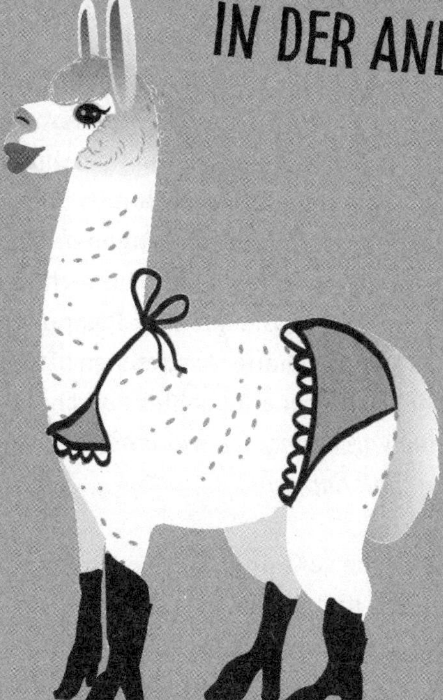

Lektion gelernt: Warum ich nicht mehr in die alten Fallen tappe

Da stand ich also wie zuvor, weiblich, ledig, mittelalt und reich an neuen Erkenntnissen, aber ohne einen Lebensabschnittsgefährten. Jahrzehntelang hatte ich das Thema Treue scheinbar vernachlässigt, aber meinen eigenen Mustern war ich immer treu geblieben – an ihnen hatte ich krampfhaft festgehalten. Meine Bilanz sah nicht so ergiebig aus: Ich hatte mich verliebt, entliebt, eine Zeit lang gelitten – und dann ging die ganze Geschichte wieder von vorne los. Etwas kompakter ausgedrückt: Ich war vor die Wand gelaufen, brauchte eine Weile, um mich zu berappeln, und lief dann freiwillig erneut dagegen. Tolles Konzept!

Wie hatte es Elses Therapeutin so schön formuliert: Wer immer wieder mit denselben Problemen konfrontiert wird, sollte sich fragen, was er selbst damit zu tun hat. Und das tat ich mit der Inbrunst einer religiös Bekehrten. Ja, die Lektion war bei mir angekommen! In den vergangenen Jahren hatte ich meine Hausaufgaben in Liebesdingen nicht erledigt. Jetzt war ich eine 51-Jährige, die mit ihrer Postpubertät UND Hitzewallungen zu kämpfen hatte. Am liebsten hätte ich mich bei meinem Schicksal für meine Fehler entschuldigt: *Sorry, Kismet, du meine Vorsehung, ich war krass bedürftig. Kann ja mal passieren. Shit happens!*

Lange hatte ich die Tatsache verdrängt, dass auch ich eines Tages älter werden würde, und dieser Fall war nun eingetreten. Zwar hatte ich als professionelle Kurzstreckenfahrerin in Sachen Dating ein recht vergnügliches Leben verbracht, aber vermutlich auch eines, das keine Spuren hinterließ – abgesehen von einem (nicht einwandfreien) ökologischen Fußabdruck. Mit anderen Worten: Lange Zeit hatte ich mich erfolgreich vom Wesentlichen abgelenkt und mich auf das konzentriert, was ich für ein Vergnügen hielt: Männern hinterherzujagen, die vor mir davonliefen. Ich war immer wieder auf Himbeertonis reingefallen, die sich meinem Zugriff entzogen. So stumpf war ich gestrickt. Mein Problem war, dass ich die Schuld nicht immer wieder und wieder auf die verkorksten Typen schieben konnte – eine Praxis, die ja durchaus Entlastung bot. Ich konnte nicht mehr rumfeixen: »Diese alten Dumpfbeutel und Daumenlutscher haben mich nur benutzt!«

Nö, das ging nicht mehr – und nun galt es, an meinen Mustern zu arbeiten. Das hörte sich allerdings leichter an, als es war. Denn einmal erlerntes Verhalten war so hartnäckig wie Bauchfett, und die Wächterprogramme der Verdrängung ließen sich nicht einfach ausschalten. Wie Antiviren-Software liefen sie vielmehr im Hintergrund immer weiter. Als Code waren sie in mich eingeschrieben – all diese Glaubenssätze und subtil eingetrichterten Gebote, an denen ich so lange festgehalten hatte. Wie dieses: *Wenn du willst, dass andere dich akzeptieren, musst du dich stets von deiner besten Seite zeigen und beweisen, dass du kleiner Mickelmensch es* überhaupt *wert bist, ein Stückchen vom großen Kuchen abzubekommen!*

Nun galt es, diese Glaubenssätze dauerhaft umzuschreiben. Ja – in meinem Leben gab es einiges, das überschrieben werden musste! Also fing ich damit an, über Viggo, Arno und Jakob zu schreiben. Das war ein Anfang. In einem zweiten Schritt übermalte ich die depressiven Ölschinken, die November Popolow einst in seinem Liebeswahn für mich kreiert hatte. Ich überpinselte zwei trostlose November-Gemälde und verwandelte beide in farbenfrohe Selbstbildnisse: ein Akt der Befreiung!

Das Gute im Schlechten war, dass ich es jederzeit gut ohne einen Mann an meiner Seite aushielt. Welcher Frau war das schon gegeben? Andererseits wäre das passende Exemplar sicher eine Bereicherung, wieso sollte ich also darauf verzichten? Ich musste bloß ein paar Stellschrauben ändern und darauf achten, mich einem Mann nicht länger von der vermeintlich besten, sondern von meiner echten Seite zu zeigen – zum Beispiel ohne Stöckelschuhe, in denen ich eh nicht laufen konnte. Ich wollte lernen, zu meiner Meinung zu stehen. Lernen, Nein zu sagen. Lernen, Grenzen zu setzen. Lernen, Konflikte auszuhalten – und zwar ohne die Angst, sofort von allen verlassen zu werden. Und lernen, dass ich liebenswert war, ohne etwas dafür tun zu müssen. Im Grunde genommen hieß meine Lektion: *Lehn dich zurück, sei du selbst und lass die anderen kommen.*

Die einzigen Hindernisse auf dem Weg zu mir selbst waren meine Schwachstellen. Gesammelt waren sie zu einer Art Dauerbaustelle geworden, die ich täglich umfuhr. Die Baustelle schien nicht weiter zu stören – jedenfalls so lange nicht, bis ich wieder frontal auf sie zuraste, mich wieder in den Falschen verguckte und den nächsten Liebesunfall verursachte. Das Prinzip hinter meinen komplexen Schwärmereien war gar nicht so kompliziert, und es lief eigentlich immer nach dem gleichen Schema ab: Ich fand Männer begehrenswert, die einen gewissen Abstand zu mir hielten.

Lebten sie in einer anderen Stadt, war das ein großer Vorteil, da ich sie aus der Ferne noch intensiver anhimmeln konnte und nicht die Gefahr bestand, dass sie mir zu nah auf die Pelle rückten. Die Vorstellung, eine Woche am Stück mit einem Mann zu verbringen, schnürte mir die Luft ab. Vor allem deshalb, weil in meinem Kopf noch der Glaubenssatz rumschwirrte, dass es in so einem Fall ja meine Pflicht wäre, dem Kerl stets meine Schokoladenseite zu zeigen – ein Fulltime-Job ohne jeden Fun-Faktor! Kein Wunder also, dass mein Idealmann streng genommen ein virtueller Avatar war und damit nicht mehr als eine Wahnvorstellung.

Einen anderen Glaubenssatz hatte ich ebenfalls entlarvt: Nicht nur schmachtete ich gerne Männer an. Nein, diese Schwärmerei war sogar ein Teil meines Lebenskonzepts, weil sie mich – gepaart mit einem Schuss Sehnsucht – zu allem Möglichen inspirierte, vor allem aber zum Schreiben. Die Schwärmerei war ein Mehrwert, den ich keinesfalls aufgeben wollte, hatte ich doch manchmal den Eindruck, dass gerade sie es war, die mich »jung« hielt. Aber war es möglich, weiterhin diesem speziellen Hobby nachzugehen, sobald ich in den Hafen einer entzauberten Paarbeziehung einlief?

Eine andere Seite meines Single-Daseins hatte ich lange ignoriert: Ich lebte auch deshalb gerne allein, weil ich – wie meine Mutter – ein eingefleischter Kontrolletti war: ein Mensch, der alles selbst erledigen will, weil er anderen nicht vertraut. Diese rigide Seite meines Charakters war wie Dr. Jekyll, der immer alles perfekt machen will. Auf der anderen Seite gab es aber Mr. Hyde, das wütende Liebesmonster in mir, das aufholen wollte, was der penible Dr. Jekyll in seinem grauen Alltag verpasste. Dr. Jekyll und Mr. Hyde, diese Protagonisten meiner Psyche, trafen sich vorzugsweise an der Schwelle zwischen Tag und Nacht, um unter dem Schlachtruf »Endstation Sehnsucht« ein Drama auszufechten, das keiner von ihnen jemals gewinnen konnte.

Meine Aufgabe war es, beiden Stimmen, der vernünftigen von Dr. Jekyll und der wilden und lustvollen von Mr. Hyde, gerecht zu werden, was bedeutete, Mr. Hyde aus seinem nächtlichen Schattenreich zu befreien. Andernfalls würde ich dem Teufelskreis aus einem streng geordneten Alltag und schwärmerischen Phasen kaum entkommen und starke Gefühle der Erregung weiterhin mit tiefer Zuneigung verwechseln. Ich würde den Lügen einiger Männer weiterhin Glauben schenken, um der Realität nicht ins Auge sehen zu müssen.

Weil wir Menschen auch bloß sprechende Tiere sind, spielt das instinktive Erfassen von Nuancen beim Kennenlernen eine große Rolle. So konnte Jakob etwa bereits bei unserem ersten Date Rückschlüsse über mich ziehen. Jede Geste gab ihm Hinweise über meine Haltung. Und meine Selbstverleugnung begann bereits, als er mir zum ersten Mal eine Lüge auftischte und ich sie kommentarlos schluckte. Ebenso war es mit Viggo und Arno gelaufen. Auch ihre Lügen hatte ich ohne Einspruch akzeptiert. Tiere spüren, wenn Artgenossen sich ihnen unterwerfen. Männer auch.

Mit schlafwandlerischer Sicherheit hatte ich mir immer die Exemplare unter ihnen ausgesucht, die – wie ich – ein Problem mit ihrem Selbstwertgefühl hatten und darum für das Spiel von Macht und Unterwerfung besonders anfällig waren. Mangelnde Selbstliebe war der Schlüssel zu allem. Die drei Silberrücken, in die ich so vernarrt gewesen war, hatten sich nicht umsonst zu kleinen Seelenfickern (Arno), Verbindungsabbrechern (Jakob) und überaus charmanten Hochstaplern (Viggo) entwickelt. Auch bei ihnen lagen die Ursachen ihres Verhaltens in der Kindheit.

Arnos Vater war gestorben, als er noch ein kleiner Junge war, und seine Mutter, als er kurz vor dem Abi stand. Zu beiden hatte er ein gespaltenes Verhältnis gehabt. Viggo und Jakob waren beide ab dem Alter von etwa sechs Jahren bei ihren Müttern aufgewachsen und hegten zwiespältige Gefühle für ihre Väter. Salopp gesagt, würde ich behaupten, hatten alle drei ein Ding mit ihren Erzeugern am Laufen, das es zu klären galt. In gewisser Weise waren sie alle auf der Suche nach ihrem Vater, jedenfalls nach der idealen Version davon. Und diese Blingbling-Fassung hatte es in der Realität für keinen der drei gegeben, schließlich waren ihre Väter allesamt weggelaufen beziehungsweise entschwunden, als es kompliziert wurde.

In den Fängen ihrer Mütter – oder positiv ausgedrückt: abhängig von der weiblichen Fürsorge – entwickelten Viggo, Arno und Jakob ihre eigenen Bilder von idealer Männlichkeit. Ihr Eindruck von einer frühen Übermacht der Mutter hatte sie geprägt und war ein Motiv, Frauen auf Abstand zu halten. Nur so konnte ich mir ihren Hang, mehrgleisig zu fahren, erklären.

Vor allem für Jakob war dies ein Beweggrund, vermutete ich. Sein Vater hatte sich abgewendet – und auf seine psychisch kranke Mutter war kein Verlass. Nie konnte er wissen, ob sie ihn im nächsten Moment umarmen oder wegstoßen würde. Und dieses Trauma »wiederholte« Jakob nun als Erwachsener mit einer labilen Partnerin, die ähnliche Eigenschaften aufwies wie seine Mutter und ihn immer wieder im Stich ließ.

Und warum tat er sich das an? Weil ihm dieses Muster vertraut war, weil er seine Rolle in dem Spiel als vermeintlicher Retter kannte – und weil er unbewusst immer noch darauf hoffte, am Ende nicht nur seine eigene Wunde heilen zu können, sondern auch die Leiden der Frauen, von denen er sich nicht freimachen konnte.

So laienpsychologisch meine Überlegungen auch waren – sie halfen mir dabei, mich selbst nicht mehr in so einem schlechten Licht zu betrachten. Denn wenn es so war, dass Kindheitserfahrungen ausschlaggebend für die Partnerwahl waren, dann lag es nicht an mir, dass Jakob, Arno und Viggo mich abgelehnt hatten. Nein, unsere Muster waren einfach nicht kompatibel: eine entlastende Erkenntnis.

Wenn ich den Fokus auf die Schwächen der drei richtete, unterschied sie nicht so viel voneinander – sie führten sich nämlich alle auf wie unterbelichtete Versionen von Clint Eastwood: Sie zielten blind drauflos und waren Gefangene ihrer eigenen Muster. Und sie nutzten Sex als Waffe, um tieferen Bindungen aus dem Weg zu gehen. Etwas Ähnliches hatte ich jahrzehntelang – weitgehend unbewusst – ebenfalls betrieben, nur spiegelverkehrt. Ich hatte etliche Männer als Projektionsfläche meiner überbordenden Fantasie missbraucht. Meine Gefühle hatten nicht viel mit diesen Männern zu tun gehabt, sondern nur mit meinem inneren Film, den ich in ähnlichen Variationen immer wieder abspulte. Und dieser

Film war gespeist von kindlicher Bedürftigkeit – aber nicht von den Bedürfnissen einer Erwachsenen. Allzu begreiflich, dass Viggo, Arno und Jakob sich nicht von dieser Seite meines Wesens angezogen fühlten.

Im Unterschied zu ihnen war ich einen Schritt weiter, denn sie reflektierten ihre Muster nicht oder nutzten sie bloß – wie Jakob – als Entschuldigung für ihr Verhalten. Für mich gab es keinen Weg zurück zum alten Status quo, schon allein deshalb nicht, weil es mir albern erschien, mich als 51-Jährige weiterhin so zu verhalten wie ein Kind. Ein anderer Grund schien mir noch gewichtiger zu sein: Viggo, Arno und Jakob waren erwachsen, sie konnten tun und lassen, was sie wollten. Sie konnten den Frauen weiterhin etwas vorspielen – sie waren frei. Auch frei dafür, immer wieder den gleichen Blödsinn zu veranstalten und in dieselben Fallen zu tappen. Sie unterschieden sich in dieser Hinsicht kaum von den Figuren der griechischen Mythologie – von Sisyphos, der den rollenden Stein immer wieder nach oben auf den Berg schiebt, und Ödipus, der vor der Prophezeiung davonläuft, mit der eigenen Mutter zu schlafen, und der am Ende in ihren Armen liegt.

Ich hingegen hatte keinen Bock mehr darauf, so ferngesteuert wie bisher weiterzumachen. Auch konnte ich es täglich schlechter ertragen, anderen dabei zusehen zu müssen, wie schlecht sie sich selbst behandelten. Wer sich mit über 50 noch nicht von den Dämonen der Kindheit befreit hatte, bekam in den Jahren des Wechsels eine zweite Chance, davon war ich überzeugt.

Und dann dachte ich an meinen Vater, der – nicht nur in Corona-Zeiten – ein weitgehend abgeschiedenes Dasein in seinem dunklen Hobbykeller fristete ... Und an meine Mutter, für die der Alltag anscheinend nicht viel mehr als eine Art Pflichterfüllung, Dienst am Mann und Dauerkompensation war. Waren die zwei zufrieden? Warum unternahmen sie nicht öfter etwas zusammen? Sie hatten doch nur dieses eine Leben – warum genossen sie es nicht?

Und ich dachte an mich und daran, wie ähnlich ich ihnen war. Wie mein Vater verbrachte auch ich ganze Wochenenden allein vor dem Computer – obwohl ich ohnehin von montags bis freitags im Homeoffice davorsaß. Wie meine Mutter war auch ich ein Uhrwerk, das funktionierte. Aber wer war ich sonst? Und warum gingen wir Menschen generell nicht liebevoller mit uns um? Weshalb malträtierten wir unsere Körper und Seelen, statt uns gut darum zu kümmern? Warum schütteten wir lieber 100 Tabletten am Tag in uns hinein, statt Bewegung in unsere Glieder und unseren Geist zu bringen? Weshalb betäubten wir uns mit Alkohol, statt nach Schönheit und Weisheit zu suchen? Und wieso machten zwei Menschen sich in einer Partnerschaft so fertig? Wieso waren sie kaum glücks-, liebes- und genussfähig?

Und – what the Fuck – hatte ich eigentlich mit dem ganzen Scheiß zu tun?

Fast alt, bindungsängstlich und liebessüchtig – so lautete meine Selbstdiagnose.

Und jetzt steckte ich bereits mitten in der Therapie. Mir erschien es auf einmal albern, welchen irrsinnigen Kraftaufwand einige Männer und Frauen aufboten, um eine scheinbar glückliche Fassade nach außen zu wahren. Schaute man dahinter, knirschte es im Gebälk.

Wie kindisch und linkisch sich Männer in der Andropause verhielten, hatte ich zur Genüge erlebt. Arno etwa war intelligent und lehrte an Schulen. Weise und erwachsen war er trotzdem nicht, sondern übte sich wie ein Besessener in der Disziplin »Frauenverachtung«.

Jakob war ein Beamter, doch mir gegenüber hatte er gelogen wie ein kleiner Junge. Der Mann einer Nachbarin verhielt sich ebenfalls dauerhaft kindisch. Immer wieder rettete sie ihn aus unmöglichen Situationen. Doch sie beschwerte sich nie und fing ihn stets auf wie eine Helikopter-Mutter ihren Sohn, statt sich ihm gegenüber wie seine Frau – also erwachsen – zu verhalten.

Ich selbst hatte es ebenfalls verpasst, in Beziehungen erwachsene Größe zu zeigen. Das Mangelgefühl, das ich empfand, wenn Männer wie Jakob mir wieder einmal zeigten, wie wenig ich ihnen bedeutete, gründete auf fehlender Selbstliebe. Früher hatte ich mir nie Gedanken darüber gemacht, welche Eigenschaften ein Mann haben sollte, mit dem ich liiert bin. Fand ich einen Himbeertoni halbwegs attraktiv, konnte der mich mit dem kleinsten Wink um den Finger wickeln. Statt einen Kandidaten eingehender zu prüfen, verschenkte ich bei nächster Gelegenheit mein Herz. Im weiteren Verlauf der Begegnung redete ich mir jeden seiner Schritte schön – und ertrug die gröbsten Übel.

Ja – nach drei Jahren, drei Reinfällen, keiner Hochzeit und keinem Todesfall blieb nicht viel übrig – außer ein paar Spesen, ein gehöriges Maß an Selbstverletzung und dem kurzfristig belebenden Gefühl, in einer Affenschaukel zu sitzen. Wollte ich in dieser verunglückten Spur bleiben? Nö, wollte ich nicht! Ich wollte meine Selbstachtung fordern und fördern.

Bei all diesen Überlegungen war ich gedanklich ständig bei den Frauen in unserer Familie. Meine Mutter, ihre Schwester und meine Cousinen hatten von unserer Großmutter, die in ihrer Jugend auf einem Gutshof »gedient« hatte, ein paar unterschwellige Botschaften mit auf den Weg bekommen: *Halte deinen Mund und dich zurück. Sei artig und mach deine Arbeit.*

Dazu passte ein Spruch, den ich meinen Schulfreundinnen einst ins Poesiealbum gekleistert hatte: *Sei wie das Veilchen im Moose, bescheiden, sittsam und rein, und nicht wie die stolze Rose, die immer bewundert will sein.*

Was für ein Quatsch! Dieser alte Glaubenssatz, mündlich überliefert aus Kassel um 1911, sollte doch wohl nicht ernsthaft die Grundlage meiner Agenda im 21. Jahrhundert sein.

Dieser Spruch – vermutlich geboren aus dem Geiste der Engstirnigkeit und erfunden von bigotten Kirchenvätern – konnte nicht die Basis meines Glücks sein. Oder wollte ich mein Leben auf Imperativen wie »Lass anderen den Vortritt« und »Halt die Klappe« gründen, mich also ständig selbst verleugnen?

Wie die anderen Frauen in meiner Familie hatte auch ich die Werte unserer geliebten Großmutter verinnerlicht. Kein Wunder also, dass ich ständig dachte, ich sei bereits als Fehler zur Welt gekommen. Dieses Gefühl, bloß nicht stören zu wollen, hatte ich oft gehabt – nicht nur in Liebesbeziehungen. War ich eine Jasagerin? Hatte ich die Rebellin in mir zu Grabe getragen, und wollte ich nur noch Beige tragen? Nein, Beige war gar nicht mein Stil – und ich keinesfalls bereit, mich zum Opfer zu machen. Meine Oma hatte auf viele Freuden in ihrem Leben verzichtet – vermeintlich aus Nächstenliebe. Sie hatte sich im Grunde genommen mit einem einzigen Lob zufriedengegeben: »Du bist die Beste, du opferst dich für uns auf.«

Mit dieser Würdigung wollte ich nicht abgespeist werden und hatte auch keine Lust dazu, andere damit abzuspeisen.

Ja, meine Oma hatte sich aufgeopfert. Sie hatte vermutlich Gründe für ihr Tun, einer davon war die Tatsache, dass sie einer anderen Generation angehörte. Sie hatte es als Frau ihrer Zeit nicht besser vermocht, sich um sich selbst zu kümmern. Sie hatte ihre Pflicht erfüllt, so lange, bis sie nicht mehr konnte, bettlägerig wurde und ihr Körper zerschunden war. Ein Motiv war für sie sicherlich die Anerkennung gewesen. Das Thema Selbstverwirklichung hingegen stand nicht auf ihrer Agenda. Wie in vielen Frauen hatte auch in ihr noch das Kind gesteckt, das sich nach Bestätigung sehnte und sich – aus vermeintlich selbstlosen Gründen – vorrangig für andere ins Zeug legte.

Auch ich hatte nach Anerkennung gesucht und verpulverte meine Ressourcen am liebsten für einen emotional nicht anwesenden Himbeertoni, den ich nach dem ersten Date bereits für den Mann meines Lebens hielt. Mit diesem Hobby hatte ich meine (Rest-)Jugend verschwendet. Zwar war ich deswegen nicht traurig, wollte mit mir und meinem Reservoir an Fähigkeiten in Zukunft aber sorgsamer umgehen. Es war einfach nicht mein Job, anderen hauptberuflich zu gefallen!

Als jugendliches Pubertier hatte ich mit 18 instinktiv versucht, aus diesem alten Rollenmodell auszubrechen. Doch nur weil ich es nicht übernommen hatte, war es mir nicht automatisch gelungen, ein besseres aufzustellen. Als kinderlose Pippi Langstrumpf hatte ich mich jahrelang in Villa-Kunterbunt-Verhältnissen und mit Bombenlegern wie Lord Holunda wohlgefühlt. Nun galt es, den Wertekanon meiner Jugend zu überprüfen.

Wie viele Frauen und Männer blieben bis an ihr Lebensende mit den Glaubenssätzen ihrer Kindheit verhaftet? Wahrscheinlich konnten sich die wenigsten davon lösen – und wiederholten deshalb weiterhin wie kleine Roboter eingespielte Muster. Doch so unperfekt wie unsere Mütter und Väter nun einmal waren, so überkommen waren auch einige ihrer Lehrsätze – Lebensweisheiten, die sie uns liebevoll und nach bestem Wissen und Gewissen vermittelt hatten. Ein paar davon warf ich nun symbolisch auf den Scheiterhaufen der Geschichte und fühlte mich rundum besser.

Ich wollte nicht wie Jakob weiter mit den Dämonen meiner Kindheit kämpfen. Sein vermeintlicher Auftrag als Junge war es gewesen, seine kranke Mutter zu retten. Das hatte er versucht – und war daran gescheitert. Nun suchte er sein Glück bei einer Frau, die seiner Mutter ähnlich war. Doch auch sie konnte er nicht erlösen. Statt aber einfach loszulassen, hielt er an seinem Kampf gegen Windmühlen fest.

Ich hatte mich entschieden, diesen Kampf aufzugeben und mit ein paar falschen Erzählungen in meinem Kopf aufzuräumen. Immer so flexibel wie ein Grashalm im Wind zu sein war weder eine faire noch eine kluge Strategie. Mein eigenes Profil konnte ich so nicht schärfen. Im Gegenteil – andere nahmen mich nicht ernst und es als selbstverständlich hin, dass ich mich »aufopferte«. Meine Hingabe war ein Geschenk. Wer sie ablehnte, dem wollte ich sie nie wieder darbringen.

Frauen – mit dieser Lehre war ich aufgewachsen – sollten schön und gepflegt sein, aber nie nuttig, notgeil oder überschminkt. Sie sollten Karriere machen, aber als liebevolle Mütter auch die Kinder hüten. Sie sollten ihren Mann stehen können, aber auch leidenschaftlich im Bett sein und multiple Orgasmen haben. Sie sollten grazil und elegant, aber nicht als Hungerhaken auftreten. Ja – sie sollten sein wie ein wandelnder Widerspruch.

Wer bei all diesen schizophrenen Anforderungen einigermaßen gesund und auf Kurs blieb, hatte die halbe Miete schon im Sack. Und zu diesem erlesenen Kreis gehörte ich definitiv! Es konnte also alles nur noch besser werden – auch nach Ablauf der ersten Lebenshälfte.

De facto gab es einfach zu viele unglückliche ältere Frauen, die ihre Ideale zu früh begraben hatten und sich täglich in ein Korsett aus Konventionen zwängten. Und warum? Um bekloppte Standards zu erfüllen, die nicht für sie gemacht waren! Für solche Kinkerlitzchen war ich eindeutig noch zu jung. Ich hatte noch was vor. Ich wollte eine rundum zufriedene Silver-Surferin werden.

Der Sis-Code für hotte Silver-Surferinnen

Am nächsten Tag traf ich mich mit Else, um mit ihr bei einer Runde Likör unseren Sister-Code zu Papier zu bringen: ein kleines Playbook mit Leitlinien für hotte Silver-Surferinnen, die sich nicht mehr von unbelehrbaren Silberrücken und anderen Dumpfbacken an der Nase herumführen lassen. *Here we go!*

Endlich erwachsen! Sister, du hast es geschafft und bist jetzt in einem etwas ruhelosen Alter, in dem vieles in Bewegung kommt – nicht nur deine unruhigen Beine. Nimm's gelassen und nutze die Hitze der Nacht, um dich am Tage auf das Wesentliche, nämlich dich, zu konzentrieren!

Sister, du befindest dich jetzt mitten in der Postpubertät. Kein Grund, allzu hart mit dir ins Gericht zu gehen, aber einer, um endlich Schluss zu machen. Schluss mit alten Geschichten in deinem Kopf. Mit 15 hattest du Träume. Ab 25 machtest du Pläne. Und dann ging alles plötzlich ganz schnell. Jetzt bist du am Berggipfel angekommen und ein bisschen aus der Puste: total normal! Aber einfach umkehren? Nö! Blind weiterlaufen? Nope! Du machst jetzt mal kurz eine Pause und atmest tief durch!

Schau dich um! Liegt deine Beziehung in Trümmern? Macht dich dein Beruf krank? Ja? Dann ist es an der Zeit, Nein zu sagen und die hohe Kunst des Schlussmachens zu lernen. Denn die dusselige Logik des Höher-Weiter-Schneller-Peng macht gar keinen Sinn. Es gibt für dich kein »Make it great again« – und das ist deine Chance. Deine Stunde ist gekommen. Mach keinen Plan für die nächsten 30 Jahre, sondern höre, was deine innere Stimme dir zu sagen hat. Und dann mach Schluss – du wirst genau wissen, mit wem oder was!

Sei mutig! Begib dich auf eine Reise zu dir selbst. Mach öfter mal was anders, als du es sonst immer getan hast und von dir erwartest. Sei neugierig und nicht beleidigt, wenn einige deiner Freundinnen und Freunde nicht mit dir mitziehen. Den Pfad der Erleuchtung kannst du streckenweise auch alleine gehen.

Schlägst du dich immer wieder mit schwer erziehbaren Silberrücken herum? Dann rede dir die Situation nicht mehr schön, denn schönreden ist die Vorstufe von schöntrinken. Höre auf dein Bauchgefühl: Halten die starken Schultern deines Lovers, was sie versprechen? Oder findest du bloß keinen Besseren, an den du dich klammern kannst? Sollte Letzteres zutreffen, solltest du dich von deinen Illusionen verabschieden. Hau dir die Grütze aus dem Kopf und lüfte da oben mal ordentlich durch!

Entdecke die Diva in dir! Frage nicht, was du für deinen Mann tun kannst, sondern was er dir zu bieten hat. Hör auf, deine eigenen Standards ständig zu unterbieten und andere Meinungen über deine eigene zu stellen. Sag deinem Silberrücken, was dir wichtig ist. Das ist nur fair – und obendrein sausexy!

Frage nie zuerst, was andere wollen, sondern was du willst. Du bist dein eigener Sockel – und den haut frau nicht um. Das ist nicht egoistisch, sondern überlebenswichtig.

Sei öfter mal Lotta aus der Krachmacherstraße. Lerne, aktiv Entscheidungen zu treffen. Nicht nur Frauen werden dich dafür lieben, sondern auch der Mann, der zu dir passt.

Hör auf, so zu tun, als könntest du deine Lachfalten verbergen. Und bilde dir nicht ein, du könntest diese schwabbelige Schicht am Bauch kaschieren, sobald du beim Sex auf seinem Schoß sitzt. Dein Himbeertoni kennt deine Schwächen. Du kannst selbstbewusst zu ihnen stehen. Du hast ja auch kein Problem damit, dass er nicht aussieht wie der junge Brad Pitt.

Du bist eine einsame Silver-Surferin auf der Suche nach partnerschaftlichem Anschluss? Dann suche nicht länger, sondern finde – und zwar einen, der passt und deine Größe hat. Suchen ist was für Anfängerinnen.

Du bist eine einsame Silver-Surferin auf dem Weg zu deinem Mr. Big? No problem! Aber beachte ein paar Regeln. Männer lügen manchmal. Sie sind nicht alle gut erzogen und edle Ritter. Sei kritisch und prüfe sie lieber mehrfach durch Drehen und Wenden ihrer Vor- und Nachteile.

Merke: Die, die dich wirklich mögen, lassen sich von deinen Manövern nicht abschrecken.

Gehe niemals nach dem ersten Date mit einem Silberrücken ins Bett, denn er wird danach die Lust an dir verlieren – so wie damals am Strand von Lloret de Mar, als der 18-jährige Pedro über dich gerutscht ist.

Bilde dir nicht ein, dass du mit Gevatter Kahlkopf glücklich wirst, bloß weil du **nicht** sofort am ersten Abend mit ihm in die Kiste steigst. Wenn er eh nichts (Ernstes) von dir will, wird er dich nicht plötzlich vergöttern, nur weil du ihn lange hinhältst. Denn merke: Nicht mit Männern ins Bett zu gehen ist kein Grund für sie, sich in dich zu verknallen.

Lass dich niemals auf ein Bratkartoffelverhältnis mit einem alten Knaben ein, der deine Gegenwart nicht zu schätzen weiß: Du hast das überhaupt nicht nötig – die meisten Himbeertonis aber schon, weil sie es allein mit sich kaum aushalten.

Kinder brauchen Grenzen. Männer in der Andropause auch.

Nur du kannst dich selbst verletzten. Wenn du es nicht tust, haben andere – zum Beispiel Männer – auch keine Chance dazu.

Hör auf zu leiden, es steht dir einfach nicht!

Es ist egal, ob du solo oder liiert bist. Jede Lebenslage hat Vorteile, also jammere nicht über dein Schicksal, sondern lenke es.

Dein Zauberwort heißt trainieren! Trainiere deine Fähigkeiten und erkenne deine eigenen Muster, sonst läufst du immer wieder in denselben Kackhaufen.

Merke: An kleinen Stellschrauben zu drehen hat oft eine große Wirkung.

Fürchte dich nicht. Der Himmel wird dir nicht auf den Kopf fallen. Und: Bis hierhin hast du es doch auch schon geschafft!

Stell dir vor, die Russen kommen. Was willst du vorher noch alles getan haben …? – Und jetzt: Do it, Sister! Do it!

Pflege deine Freundschaften und wertvollen Verbindungen. Denn merke: Mit zunehmendem Alter werden es immer weniger – und sie sind dein kostbarster Schatz.

Schau nicht mit wehmütigem Blick auf 20-jährige Frauen. Bedenke: Sie sind nicht glücklicher als du, nur weil ihre Haut noch knitterfrei ist. Dir schien als Jugendliche doch auch nicht ständig die Sonne aus dem Arsch, oder?

Trenn dich von falschem Mitleid! Du kannst anderen nicht die Entscheidungen für ihr Leben abnehmen und jeden Patienten von seinem Leid erlösen. Jeder hat ein Recht darauf, es komplett zu vermasseln – du schließlich auch!

Sister, spiel nicht länger die Erwachsene für deine Kollegen, Kinder etc. pp. Sei erwachsen – und darum so kindisch, wie es dir gefällt. Sei ehrlich und mach keinem etwas vor. Auf

Dauer ist es viel zu anstrengend, mit einer Maske durch die Gegend zu laufen – egal, ob es sich dabei um eine FFP2-Bedeckung oder deine eigene Scheinheiligkeit handelt.

Sister, verstricke dich nicht länger in toxischen Beziehungen. Bearbeite deine Muster und werde eine neue Frau – am besten die, die du schon immer sein wolltest!

Mach es dir zum Auftrag, dich zu zeigen. Sei authentisch, dann kann (fast) nichts mehr schiefgehen.

Merke: Manchmal tut es weh, bevor es besser wird.

Reite in den Sonnenuntergang – mit oder ohne Clint Eastwood!

Tu erst mal so, als ob, wenn du es noch nicht besser kannst. Der Rest kommt von ganz alleine.

Frage dich täglich, wie du dich fühlst.

Und: Wie fühlst du dich, Sister?

Hör auf, Groschenromane zu lesen. Lebe! Du bist keine vertrocknete Zimmerpflanze, also tu auch nicht so.

Verschwende deine Restjugend – mit all deinen Sinnen, deinem Stil und Verstand!

Und last, but not least: Have fun, Sister!

Wechseljahre ahoi – oder: Gefangen in der Katzenklappe

Mit dem Sis-Code im Rücken konnte nun nichts mehr schiefgehen – oder?

Nun ja, ganz so einfach war es nicht. Zwar ging ich selbstbewusster ans Tagewerk als zuvor, aber mit meinem Training in Sachen Selbstliebe haperte es noch. Immerhin erkannte ich mittlerweile schnell, wenn ich wieder einmal in eine meiner Lieblingsmusterfallen tappte und mich zum Beispiel übertrieben liebeswürdig verhielt, obwohl mir gar nicht danach zumute war.

In solchen Situationen fühlte ich mich wie eine dicke Katze, die mit ihrem Bauch in einer Haustürklappe festhängt und sich weder vor- noch zurückbewegen kann. Else hatte das Bild von der dicken Katze als Sinnbild für unsere Wechseljahre auserkoren: Wir standen nun an der Schwelle zu einer neuen Lebensphase. Mit dem Arsch hingen wir noch in der Vergangenheit fest, während wir mit unserer vorderen Körperhälfte schon unser neues Zuhause inspizieren konnten. Darum wussten wir oft nicht, in welche Richtung wir uns bewegen sollten, also lieber zurück nach draußen, wo sicherlich das wilde Abenteuer auf uns wartete, oder nach vorne, wo das gemütliche Sofa stand.

Auch sonst war alles irgendwie absurd. Wir hatten Corona, liefen wie in einer Zombie-Apokalypse mit Masken durch den Baumarkt, und es gab keinen Grund mehr, sich abends sinnlos zu besaufen: Die Bürgersteige wurden schließlich vor 18 Uhr hochgeklappt. In was für einer spaßbefreiten Zone lebten wir eigentlich? Else und ich konnten es nicht fassen –

bis wir merkten, dass genau dieses Setting ideal war, um aufzuräumen – nicht unbedingt in der Wohnung, aber mit dem Gerümpel in unseren Seelenkammern.

Ich zog Bilanz. Insgesamt hatte ich aktiv oder passiv ungezählte Beziehungen in den Sand gesetzt, mindestens drei Romane lagen unvollendet in der Schublade – und ansonsten lief halt alles so lala. Positiv zu verzeichnen war, dass ich *nicht* in Scheidung lebte und mich *nicht* mit einem Ex-Mann um Kinder und/oder Alimente stritt. Gut war auch, dass ich noch *keinen* Bandscheibenvorfall erlitten hatte. Aber war ein schmerzfreies Dasein bereits eine Leistung?

Ich hatte mir in den Kopf gesetzt, ein Buch übers Älterwerden zu schreiben, obwohl ich mich insgeheim für eine Predigerin jugendlicher Popkultur hielt. Schaute ich genauer hin, blieben von den Themen, die für mich stets bestimmend gewesen waren wie Nightlife, Halligalli und Männer, nicht viele übrig. Vieles hatte sich in den vergangenen Jahren unmerklich geändert, nicht nur mein Körper. Und darum ging es jetzt darum, meine Psyche an die neuen Begebenheiten anzupassen, wobei ich mich – theoretisch betrachtet – durchtherapiert fühlte, mir – praktisch gesehen – aber die Übung fehlte.

Die Phasen meines Liebeswahns waren stets ähnlich abgelaufen: Ich hatte mich zuletzt dreimal hintereinander unsterblich in Männer verknallt, die immer neue Vorwände dafür fanden, warum sie sich eine ernsthafte Verbindung mit mir nicht vorstellen konnten. Ihre Bindungsängste waren ein beständiger Ansporn für mich, ihre Nähe zu suchen. Mein selbstverletzendes Verhalten wiederum war für sie ein Auslöser, sich noch weiter von mir zu entfernen. Aus dieser Hölle der widerstreitenden Gefühle musste ich irgendwann zwangsläufig ausbrechen, weil sie dauerhaft nicht erträglich war.

Nach einer Phase des Jammerns heilten die seelischen Wunden dann vermeintlich aus, und ich machte – blind für die ewige Wiederholung – mit dem nächsten Mann da weiter, wo es mit dem letzten in die Binsen gegangen war.

Nur eben diesmal nicht. Auf einmal konnte ich mir die Herren der Schöpfung nicht mehr schönreden und schöntrinken. Die Zeit der Romantik war vorbei – und darum beerdigte ich meinen Märchenprinzen, jedenfalls die Idee davon. War ich fähig, mit einem Partner zu leben, den ich nicht glorifizieren konnte? Sicher war ich mir nicht. Ich wusste nur eins: Ich wollte daran arbeiten, nicht länger ängstlich und vermeidend durchs Leben zu stolpern. Zwar konnte ich mich und mein Wesen nicht völlig auf den Kopf stellen. Aber ich wollte Abstand von meinen eigenen Mythen und Märchen gewinnen. Was ich brauchte, das war eine neue Storyline. Denn: Ich war keine 30-jährige Carrie Bradshaw, die sich ihr fantastisches Leben an der Seite von Mr. Big noch schreibend erträumen konnte.

Von Frau Keller, die ich nun öfter besuchte, hatte ich einiges über meine Glaubenssätze erfahren. »Nur wenn Sie sich bewusst machen, was sie als Kind verletzt hat und wie sie damals darauf reagiert haben, können Sie alte Muster durchbrechen und erwachsen werden. Wenn Sie nicht reflektieren, was sie früher beeinflusst hat, werden Sie sich noch als Greisin kindisch aufführen«, sagte sie zu mir, und ich fand, dass Erwachsensein eine überaus erstrebenswerte Modalität war. Mit 51 war ich genau in dem richtigen Alter dafür!

War ich schon erwachsen? Positiv betrachtet war ich eigenständig und bestritt mein Leben autonom. Aber einem Mann mein Vertrauen zu schenken, dazu war ich offensichtlich nicht in der Lage. Wieso war ich bloß so eine unsichere und ängstliche Frau geworden?

Als ich etwa elf Jahre alt war, erzählte mir meine Mutter in ironischem Tonfall und scheinbar unberührt, dass ihr Mann sie früher einmal betrogen habe. Eine Trennung schien weder für sie noch für meinen Vater jemals ein Thema gewesen zu sein. Aber hatten die zwei sich nach diesem Vorfall ausgesprochen – oder lag der Zwist über den Treuebruch unausgesprochen noch zwischen ihnen? Hatte meine Mutter meinem Vater verziehen? Oder rührten ihre ewigen Streitereien um Nichtigkeiten insgeheim daher, dass ein lang zurückliegender Konflikt ungelöst zwischen ihnen stand?

In diesem Licht betrachtet wäre vieles schlüssig. Womöglich standen die unterschwelligen Vorwürfe meiner Mutter immer mit im Raum, wenn die beiden sich stritten. Vielleicht standen Anschuldigungen wie »Du warst nie da, wenn ich dich brauchte« zwischen ihnen. Und diese Vorhaltungen waren so fundamental, dass mein Vater sich nicht anders zu helfen wusste, als einfach den Raum zu verlassen und in den Hobbyraum zu flüchten.

Dies war auch eine stimmige Erklärung für meine eigenen Angelegenheiten. »Was nicht bearbeitet wird, kommt zurück«, hatte Frau Keller gesagt und mir von Doppelbotschaften und Lebenslügen erzählt. Jedes Kind nehme innerhalb der Familie eine bestimmte Position ein, beispielsweise die des unabhängigen Jungen, der alles mit sich selbst ausmacht, oder die des »lieben Mädchens«, das zu allen Seiten vermittelt – und am Ende zwischen den Stühlen hängt. Sei eine Position besonders beklemmend, wiederhole man das Familiendrama von einst paradoxerweise oft in der Gegenwart. Dies geschehe, weil das »innere Kind« sich immer noch wünsche, die problematische Geschichte von einst im Guten aufzulösen und ein Happy End herbeizuführen. Ein Grund für dieses beständige Streben sei die Loyalität gegenüber den Eltern und der Familie als Wurzel der eigenen Identität. »Diese Wurzel haut man nicht einfach mit der Axt ab«, sagte Frau Keller. »Deshalb halten Menschen lieber an dysfunktionalen Systemen fest, statt sie zu sprengen.«

Offensichtlich unterlagen meine Verhaltensmuster einem ähnlichen Mechanismus. Mit Männern wie Jakob hatte ich in Teilen das Drama meiner Eltern reinszeniert. Mein Vater hatte sich entzogen – physisch und emotional – und war in den ersten Ehejahren immer unterwegs gewesen, wenn es zu Hause »brannte«. Obendrauf hatte er meine Mutter auch noch betrogen. Sie hatte stillgehalten, ihn aber verdeckt bestraft: mit den kleinen, passiv-aggressiven Sticheleien und Waffen einer Frau.

Ich wiederholte diesen schlechten Film mit Männern wie Jakob in der Hauptrolle, weil ich mir für ein längst verjährtes Psychodrama nachträglich ein Happy End wünschte. Kurzum: Ich trug die unterdrückte Wut meiner Mutter in mir und wollte den Konflikt zu ihren Gunsten ausfechten – ein Anliegen, das prinzipiell zum Scheitern verurteilt war.

Die Erkenntnis war bitter: Wenn ich in der Vergangenheit von Liebe gesprochen hatte, hatte ich in Wahrheit ein Stück meiner Kindheit auf die Bühne gebracht – und dabei auf ein glückliches Ende gehofft. Wie dämlich! In mir wohnte noch immer das »Mädchen«, das aus lauter Hilflosigkeit in der Pubertät rebellisch geworden war.

Erwachsenwerden heiße nicht, die kindliche Stimme in sich selbst zum Schweigen zu bringen, sagte Frau Keller, sondern sich von der Rolle zu befreien, die man als Kind unfreiwillig eingenommen habe. Sich von dieser Rolle zu lösen, bedeute, die Schuld für das eigene Leiden nicht länger bei anderen zu suchen, sondern selbst die Verantwortung dafür zu übernehmen. Auch diese Hürde hatte ich mittlerweile erfolgreich gemeistert.

Nun lagen nur noch ein paar »klitzekleine« Praxistests vor mir wie etwa die Aufgabe, mich nicht immer zu fragen, was andere wohl gerade über mich dachten. Die Leute dachten schließlich immer irgendetwas über einen, ganz egal, was man auch tat. Einige mochten mich nicht – da konnte ich noch so freundlich sein, die dachten eh, was sie wollten und wie es ihnen am besten in den Kram passte. So war das nun mal: Nicht jeder konnte jeden mögen. Ich hatte ja auch nicht alle lieb. Noch wahrscheinlicher war allerdings, dass die meisten sowieso gar nicht über mich nachdachten. Das bildete ich mir nur ein.

Dieses sinnlose Gedankenspiel – auch ein Familienerbe – war zum Irrewerden: ein Grund mehr, es zu verbannen. Mein Ziel war es, erwachsen zu werden, bevor die Vergreisung einsetzte – und dazu gehörte es auch, das Bedürfnis abzulegen, dass alle anderen einen mögen müssen. Mit dieser Richtschnur fühlte ich mich besser und plötzlich erkannte ich auch die eingefahrenen Muster der anderen immer schneller. Ständig begegneten mir Männer und Frauen, die zwar erwachsen *wirkten*, sich aber augenscheinlich nicht so verhielten, und oft sprach ich darüber mit Else.

Seit Beginn der Pandemie hatten wir uns in langen Telefonsitzungen über psychische Blockaden ausgetauscht, die verhindern, dass sich Erwachsene – wir eingeschlossen – um ihre »echten Probleme« kümmern, also um den Ärger, den wir alle in erster Linie mit uns selbst hatten und der im nächsten Schritt auch andere Probleme mit sich brachte. Wohin wir auch schauten, überall fanden wir ein ähnliches Phänomen vor: Ein riesiger Elefant – also eine Verwicklung oder Unannehmlichkeit – stand im Raum. Doch alle waren damit beschäftigt, diesen Elefanten zu ignorieren. Lieber lenkten sie sich in kindischer Weise davon ab und wären eher vom Hochhaus gesprungen, als an den wesentlichen Stellschrauben ihres Lebens zu drehen. Obwohl sie offensichtlich litten, hielten sie krampfhaft an alten Routinen fest. Sie hielten an Partnern fest, mit denen sie nicht glücklich waren. Und an selbstschädigenden Verhaltensweisen – wie Kinder, die weiterhin an den Weihnachtsmann glauben wollen, obwohl sie ahnen, dass der Mann mit dem weißen Bart in Wirklichkeit Onkel Fritz und nicht Santa Claus heißt. Vor allem Männer und Frauen in der Lebensmitte schienen sich gern in die eigene Tasche zu lügen und in ihrer Not zu suhlen wie Mastschweine in der eigenen Gülle.

- Petra und Andreas zum Beispiel konnten sich gegenseitig nicht verzeihen, dass sie einander nicht glücklich machen konnten. Petra reagierte häufig aggressiv auf Andreas – an manchen Tagen reichte es schon, wenn er bloß in der Küche stand und sich ein Brot schmierte. Verbale Gemeinheiten warf sie ihm gezielt an den Kopf. Passierte das während eines Essens mit Freunden, konnten beide nicht anders und zickten sich lauthals an, wobei Andreas sich meist defensiver verhielt als Petra, weshalb viele seiner Freunde Mitleid mit ihm hatten. Wenn sie so miteinander stritten, veröffentlichten sie ein ums andere Mal ihre Paarbilanz – und die lag im Minus. Das penible Aufrechnen der schlimmsten Vergehen des jeweils anderen gehörte zu ihren Königsdisziplinen. Das Gespür dafür, dass es den Freunden in der Runde unangenehm war, das Gezanke mitverfolgen zu müssen, hatten beide verloren, so sehr waren sie in ihrer eigenen Blase gefangen – und in ihr lebten sie beständig aneinander vorbei.

- Die Beziehungsdynamik zwischen Arne und Verena, die zwar in Trennung lebten, aber ein gemeinsames Kind hatten, war toxisch. Sie zogen den Jungen mit in ihre Konflikte hinein, redeten schlecht übereinander und warben bei dem Kleinen wie Politprofis um die jeweils eigene Gunst. Ihr Gebaren grenzte an seelischen Missbrauch, und es wirkte so, als hätten beide die Kontrolle über ihr Leben längst verloren: ein Rosenkrieg auf unterstem Niveau.
- Ein mangelndes Talent zum Glücklichsein legten auch Maria und Josef an den Tag. Zwar hatten sie sich kaum mehr etwas zu sagen, aber ihre Parole schien zu lauten: »Durchhalten – jedenfalls so lange, bis das Leben endlich zu Ende ist.« Leben als ein Widerfahrnis: Das war auch eine Möglichkeit, sich dauerhaft unglücklich zu machen und den vielfachen Risiken des Alltags zu begegnen. Motto: Wer sich nicht bewegt, stirbt (vielleicht) zuletzt.

- Auch Trümmerfrau Ulrike hatte eine Dauerausstellung aus ihrem Unglück gemacht. Sie trauerte ihren Ex-Partnern mit der Beständigkeit einer schwarzen Witwe, die an einem Gendefekt leidet, hinterher. Schlimmer noch: Sie gab die Hoffnung nicht auf, dass einer von ihnen früher oder später wieder zurück in ihr gemachtes Nest kommen würde und belästigte ihre Mitmenschen mit ihren Wahnvorstellungen: Udo – er hatte Ulrike verlassen und war mittlerweile wieder verheiratet – würde schon noch zur Vernunft kommen und eines Tages zu ihr zurückkehren. Sie war in dieser Hinsicht so beratungsresistent wie Christian Lindner beim Thema Steuererhöhungen und hätte sich lieber an einen brennenden Baum gekettet, statt ihre alten Glaubenssätze zu überdenken.
- Peter und Mathilde redeten über vieles miteinander, aber immer nur über Belanglosigkeiten wie zum Beispiel Sonderangebote. Obwohl sie schon seit Jahren verheiratet waren, vermieden sie es, über ihre Gefühle und Vorlieben zu reden. Else und ich vermuteten, dass die beiden sich davor fürchteten, einander tatsächlich näher kennenzulernen. Wahrscheinlich hatten sie Angst davor, am Ende feststellen zu müssen, dass der/die andere gar nicht so langweilig war wie gedacht. Dirty Talk zwischen Peter und Mathilde? Einfach unvorstellbar! Die zwei waren für solche Albernheiten viel zu erwachsen. Oder anders: Sie waren immer noch zwei artige Kinder – und eine Freude für ihre Eltern und Schwiegereltern!
- Seit sie geschlechtsreif war, konnte Wiebke sich auf ihre wechselnden Partner verlassen. Die Männer, die sie liebten, waren für sie immer wie Felsen in der Brandung ge-

wesen. Als Single und eigenständige Frau hatte sie das Leben auf dieser Erde nicht kennengelernt. Im Alter von 55 Jahren fiel ihr diese Tatsache plötzlich vor die Füße, als ihr Mann sie verließ. Musste sie jetzt etwa noch erwachsen werden? Um nicht an das eigene Dilemma erinnert zu werden, suchte sie sich schnell einen neuen Silberrücken. Dritte Wahl zwar, aber wenigstens konnte sie diesen Trottel für ihr Unglück verantwortlich machen und ständig an ihm rumnölen.

- Marianne stand vor der Aufgabe, sich verstärkt um ihre gebrechliche Mutter kümmern zu müssen. Plötzlich ploppten die zwiespältigen Gefühle von einst in ihr wieder auf. Ihre Mutter hatte sie als Kind grob vernachlässigt und nicht aufgefangen, wenn es ihr schlecht ging. Jetzt zahlte sie es ihrer Mutter mit gleicher Münze heim, tat das, was getan werden musste, und reagierte emotional kühl auf das Wehgeschrei der älteren Frau. »Auge um Auge, Zahn um Zahn«, so lautete ihre subtile Botschaft. Die Wut war ihr Schutzschild – und ohne sie fühlte sie sich nackt.
- Auch Jana hatte noch eine Rechnung mit ihrer Mutter offen. In ihrer Kindheit war sie ein wildes Mädchen gewesen. Ihre Mutter hatte sich aber ein liebes Püppchen gewünscht. Diesem Bild hatte Jana nicht entsprochen. Doch schon bald hatte sie ihre lebhafte Seite unterdrückt und sich angepasst. Jana war mit einem massiven Schuldgefühl aufgewachsen: Ihre Mutter hatte ihr oft gesagt, dass der Vater sie verlassen würde, wenn sie zu laut sei. Tatsächlich waren es aber Janas Eltern, die sich ständig zankten. Und es war der Vater, der sie und die Mutter danach im Stich ließ und durch die Nacht zog, während die Mutter

Jana um den Schlaf brachte und ihre Ängste vor dem Verlassenwerden auf die Tochter übertrug. Wenn Jana weinte, stellte ihre Mutter sie mit Essen ruhig. Sie stopfte so lange Essen in Janas kleinen Körper, bis der ganz träge und bewegungsunfähig war. So lernte Jana, wie sie ihre Sorgen betäuben konnte: Reinstopfen hieß die vermeintliche Lösung. Leider musste sie die Konsequenzen dieser Strategie als Erwachsene selbst tragen – sie litt an den Folgen ihres Übergewichts, ihre Mobilität war einschränkt. Sich selbst zu quälen war ihre Art zu funktionieren. Und lieber ertrug sie weiterhin ihre körperlichen Beschwerden, als einen Blick auf ihren seelischen Schmerz zu werfen, den sie tapfer verdrängte.

Ich selbst war ebenfalls kein leuchtendes Beispiel in Sachen gelungenes Erwachsenwerden. Das schmerzliche Empfinden aus der Kindheit, eigentlich allein auf der Welt zu sein, schleppte ich immer noch mit mir rum. Meine Mutter hatte mir oft genug ein Beispiel dafür gegeben, wie eine Frau am sichersten fuhr: Eine Frau sollte ihr Leben selbst auf die Kette kriegen, denn auf die meisten Männer war eh kein Verlass! Ganz in diesem Sinne waren Freiheit und Unabhängigkeit für mich schon immer hohe Werte. Aber andererseits war meine Sehnsucht nach Nähe ebenso ausgeprägt wie mein Bedürfnis nach Autonomie. Wie sollte ich beides unter einen Hut kriegen?

Sobald ich in die Paraderolle meiner Kindheit – die der Vermittlerin – schlüpfte, gelang es mir, es allen irgendwie recht zu machen und nirgendwo anzuecken. Oft genug hatte ich wie eine Diplomatin versucht, zwischen meinen Eltern zu schlichten. Geglückt war es mir nie. Dennoch konnte ich im Konfliktfall sehr gut neutral bleiben. Auf diese Weise entwickelte ich auch in anderen Bereichen eine Geschmeidigkeit darin, möglichst alle Parteien bei Laune zu halten. Der Preis dafür war, dass ich selbst zwischen den Stühlen stand und viele Menschen mich nicht einordnen konnten.

Die Kosten, stets im Alltag zu »funktionieren«, waren also relativ hoch. Bis Mitte 20 gelang mir der Spagat mit einer ausgewachsenen Magersucht, die überschüssige Gefühle in mir abtötete und mir die Illusion vermittelte, ich hätte die Kontrolle über mein Leben. Danach sattelte ich um und suchte mein Heil in den Vergnügungen des Nachtlebens. So schlug ich zwei Fliegen mit einer Klappe: Ich konnte mein Bedürfnis nach Autonomie in kompromissloser Bockigkeit ausleben und mir gleichzeitig vormachen, wie ausschweifend und abenteuerlich meine Nächte mit flüchtigen Romanzen doch waren.

Mit Anfang 40 überdachte ich diesen Entwurf erstmals. Doch es brauchte weitere Jahre, bis ich mein Muster endlich erkannte. Erst nachdem ich das Kapitel »Drei Jahre, drei Reinfälle, keine Hochzeit und kein Todesfall« zugeschlagen hatte, wurde mir bewusst, was ich die ganze Zeit probiert hatte: Ich hatte versucht, mein Leben mit der Brechstange passend zu machen – zum Beispiel für Männer, die gar nicht zu mir passten. Was für ein aussichtsloses Unterfangen!

Ich hatte meine Zeit damit verbummelt, mich wie ein Kind zu verhalten, nämlich entweder widerspenstig oder überangepasst. Ich hatte keinen Mittelweg gefunden, es nicht vermocht, beide Bestrebungen – die nach Autonomie und die nach Nähe – miteinander zu versöhnen. Und so war es zu einer seltsamen Zuspitzung gekommen, auf die Frau Keller mich hinwies. Sie sagte, dass sich bei jedem Menschen – in Abhängigkeit von seinen Glaubenssätzen – bestimmte Persönlichkeitsmerkmale im Alter immer stärker herausbilden, und nannte diesen Prozess die »altersgemäße Zuspitzung der Persönlichkeit«.

Die »altersgemäße Zuspitzung der Persönlichkeit« – What?

Ich musste die Worte wiederholen, bis ich begriff, was gemeint sein könnte. Ja, auch meine Persönlichkeit schien sich »zuzuspitzen«, sie schien sich immer stärker in eine Richtung zu bewegen – und zwar in eine ziemlich einsame. »Es fühlt sich so an, als hätte ich in den letzten Jahren eine Karikatur von mir selbst gezeichnet – eine, die übertrieben ist«, sagte ich zu ihr.

Am vermeintlichen Kernsatz meiner Existenz hatte sich nicht viel geändert: Ich war allein. Und nun schien sich meine Lage zuzuspitzen. Die Pandemie hatte ich größtenteils allein im Homeoffice verbracht. Selbst Gefängnisinsassen hatten wahrscheinlich mehr soziale Kontakte als ich in der Corona-Zeit. Auch der Kreis meiner Freundinnen und engen Vertrauten war klein. Ich lebte das zurückgezogene Leben einer älteren Single-Lady. Früher hätte man mich »alte Jungfer« genannt, doch heutzutage war so ein Bashing offiziell nicht mehr erlaubt.

Ein Zurück zu meinem früheren Status quo als Part-Time-Partygirl der Marke »ledig und jung« war auch nach Corona keine Option mehr – ich blickte darauf wie auf ein abgelegtes Kleid und erkannte, welchen Gewinn ich aus meiner alten Lebensweise gezogen hatte: Zwischen den Stühlen zu stehen und sich nicht für eine Seite zu entscheiden bedeutete auch, nie etwas verlieren zu müssen. Es hieß, sich ständig alle Optionen offen zu halten und frei zu sein für die schönsten Fantasien.

Pragmatiker hielten nichts davon, für mich hingegen waren Träume essenziell. Wie Blanche DuBois, die nicht mehr junge Südstaatenschönheit aus Tennessee Williams' Drama »Endstation Sehnsucht«, hatte ich mich immer wieder mit Leidenschaft in Schwärmereien geflüchtet und wollte Enttäuschungen nicht wahrhaben. Die Taube auf dem Dach war ein Objekt des Begehrens, nicht aber der Spatz in der Hand. Ein unverbindliches Abenteuer war aufregender gewesen als eine verpflichtende Verbindung – und Worte waren für mich mindestens ebenso wichtig wie Taten. Darum war ich ja so oft auf sie reingefallen.

Meine Fähigkeit, all meine Sehnsüchte auf einen idealen Mann zu projizieren – und damit auf den Vater meiner Kindheit – war lange mein Überlebenselixier gewesen. Es hatte mich zum Schreiben inspiriert. Und immer, wenn ich schrieb, war ich so, wie ich sein wollte: autonom, frei und unabhängig, aber auch liebend und mit mir und der Welt im Einklang: ein idealer Zustand, den mir niemand nehmen konnte. Kein Wunder also, dass ich so lange an meinem Muster festgehalten hatte und zu einer Romantikerin geworden war, die jederzeit allein an der Front ihren Feldwebel stehen konnte – so widersprüchlich das auch sein mochte. Dass mein Hang zum Träumen und meine Liebe zum Schreiben mich auch einsam machten, war die andere Seite der Medaille.

So wie ich hatten auch andere ab einem gewissen Alter triftige Gründe, weiterhin an ihren eingefahrenen Gewohnheiten festzuhalten, obwohl sie ihnen sogar schadeten. Auch ihre Persönlichkeiten »spitzten sich zu«. Das Leben in all seinen Facetten war zwiespältig. Einerseits war es ein Geschenk, dass meine Fantasien unabhängig von Raum und Zeit waren und ich auch im Knast noch daran festhalten konnte. Der einzige Wermutstropfen war, dass meine Vorstellungen von einem erfüllten Leben immer noch die alten waren – und eine davon war die fixe Idee von meinem Mr. Right.

Else brachte mich zurück auf den Boden. »Du bist wie der Esel, der ständig weitertrabt, weil ihm eine Möhre vors Maul gehalten wird«, sagte sie, als wir uns wieder einmal über unser aktuelles Lieblingsthema – das Älterwerden und die kindischen Aspekte dieses Prozesses – unterhielten. Sie hatte recht. Aber ich war auch kein Einzelfall. Jeder Erwachsene hatte sein Paket zu tragen. Jeder kämpfte mit Schuld- und Schamgefühlen, die ihre Wurzeln in der Vergangenheit hatten. Jeder suchte nach Bestätigung. Und jeder musste sich um sein »inneres Kind« kümmern, um die hilflose Person, die er einmal gewesen war und mit der er sich immer noch identifizierte – mal stärker und mal schwächer.

Wir konnten dieses Kind in uns und den anderen täglich beobachten und an seinen Reaktionen festmachen: an der fehlenden Bereitschaft, anderen und uns selbst verzeihen zu können. An der Art, wie bedürftig wir manchmal um Anerkennung buhlten. Wir verhielten uns kindisch, wenn wir wieder einmal das arme Schwein spielten. Oder wenn wir die

Verantwortung für unser Handeln nicht übernehmen wollten. Herrjemine! Die Kunst, mit den Jahren nicht schlauer zu werden und immer wieder die gleichen Fehler zu begehen, schienen Erwachsene blind zu beherrschen.

»Die meisten halten engstirnig an ihren alten Strategien fest, weil sie sich davor fürchten, die Kontrolle zu verlieren«, sagte ich zu Else. »Das ist auch der Grund, weshalb Paare, die schon lange nicht mehr glücklich miteinander sind, sich trotzdem nicht trennen.«

Mich als Single peinigte eine andere Vorstellung, nämlich die, dass sich meine Persönlichkeit weiter »zuspitzen« und ich im Alter immer einsamer werden könnte. Von Frau Keller hatte ich erfahren, dass es eine Ursache dafür gab, warum wir zäh an selbstschädigenden Verhaltensweisen festhielten: Weil sie einst einen bestimmten Zweck für uns erfüllt haben. Ich zum Beispiel hatte als Pubertierende ein übertriebenes Verlangen nach Unabhängigkeit entwickelt – unterschwellig wollte ich mich so von den Verstrickungen in meiner Familie lösen.

Doch nun war ich keine junge Frau mehr. Ich hatte mein Ziel, ein eigenständiges Leben zu führen, erreicht. Dennoch klammerte ich mich krampfhaft an meine vermeintliche Autonomie. Und manchmal fühlte es sich immer noch so an, als müsse ich vor der kontrollierenden Überfürsorglichkeit und -ängstlichkeit meiner Mutter fliehen.

War das zähe Festhalten an längst überkommenen Strategien womöglich unser aller Krankheit? Je öfter Else und ich über diese Frage diskutierten, desto sicherer waren wir uns: Für uns war dieser Prozess nicht abgeschlossen. Wir steckten noch in der Klappe fest.

Wechseljahre ahoi – oder: Wenn dein Körper plötzlich schreit

»Von einem bestimmten Alter an ist jeder Mensch für sein Gesicht verantwortlich«, soll Albert Camus einmal gesagt haben. Dieses Bonmot bringt zum Ausdruck, wie ich das Älterwerden empfinde: als ein ständiges Wechselspiel zwischen Körper und Geist, bei dem einer von beiden – in der Regel der Body – sich plötzlich verändert und der andere – der Geist – nicht so schnell mitkommt. Zum Glück bin ich nicht allein damit und kann mich mit meinen Freundinnen über den aktuellen Stand meiner/unserer Verwesung austauschen, denn ihnen geht es Gott sei Dank genauso.

»Das Gemeine ist, dass Sünden, die ich früher locker wegstecken konnte, heute sofort anschlagen«, sagt Else immer öfter – und bleibt darum immer öfter zu Hause, statt mal wieder mit mir auszugehen. Ihre Einstellung ist zwar vernünftig, aber auf Dauer nicht gerade zielführend, finde ich. Denn Vergnügungen mit dem Hinweis aus dem Weg zu gehen, dass sie den Schlafrhythmus stören, ist keine Lösung. Außerdem beleben neue Impulse von außen unsere Seele, habe ich mal irgendwann beim Arzt in der »Brigitte« gelesen.

»An deinem Körper ist auch abzulesen, wie du in den letzten Jahrzehnten deine Seele behandelt hast«, sage ich deshalb immer öfter zu Else. »Und die verkümmert, wenn du ihr nichts Gutes wie beispielsweise eine lange Nacht mit Wein und Gesang gönnst. Also lass sie ruhig mal wieder frei, damit sie fliegen kann.«

Irgendwann war er da – der Moment, als wir älteren Ladys zum ersten Mal erkannten, dass unser Lebenswandel uns in gewisser Hinsicht »gezeichnet« hat. Was wir in den letzten 30 Jahren getrieben haben, können andere uns jetzt an unserer Nasenspitze ansehen. Ist die zum Beispiel rot geädert? Dann spricht vieles dafür, dass wir zu viel trinken – und zwar kein stilles Wasser. Jugendsünden hüpfen plötzlich wie Kai aus der Kiste und treten sichtbar zutage. Psychosomatische Beschwerden erzählen Bände über unseren Lebensstil, aber auch ein (gebückter) Gang, ein (leerer) Blick und Sorgenfalten. Ob wir an körperlicher oder geistiger Trägheit und Entscheidungsschwäche leiden, ob wir überdreht und ausgebrannt sind oder ob das Leben uns zäh wie ein Stück Leder gemacht hat – all das ist als verkapptes Leid in unsere Ü50-Körper eingeschrieben. Und jeder kann es lesen – so wie wir das Aussehen anderer Alterspubertiere ja auch gerne lesen.

In den Jahren des Wechsels entscheidet sich, ob wir zunehmend verknöchern oder offen für die Welt bleiben. Zugegeben: Einfach ist er nicht – der Kampf mit den Wechseljahren, aber Aussteigen ist nun einmal keine Option. Die Endlichkeit klopft täglich an die Tür, und es wäre vermessen, sie auszuschließen. Hitzewallungen etwa überkommen mich tagsüber des Öfteren und reißen mich nachts aus dem Schlaf. Manchmal muss ich das T-Shirt wechseln. Ich habe einen Körper, der plötzlich schreit, einen, der unwillkürlich zu schwitzen anfängt und sich nicht darum kümmert, ob es mir peinlich ist. Damit kann ich trotzdem gut leben – es gibt schlimmere Gebrechen. Der Körper ist nicht unser Feind, wir schieben nur alles immer gerne auf ihn, obwohl er in der Regel sein Bestes tut, um uns zu schützen. Wir malträtieren ihn, hungern ihn aus oder doktern an ihm herum, weil wir glauben, er sei es, der uns mit makelloser Schönheit glücklich machen könnte. Oder wir nutzen ihn als Vorwand und behaupten, er und das Klimakterium seien schuld daran, dass es uns so mies geht, dass wir keinen Bock auf Sex haben, keine Lust auf irgendwas.

Ich leugne nicht, dass er uns manchmal zu schaffen macht, der Body. Mal ist es der Rücken, mal die Hüfte. Mit meinen Freundinnen rede ich jedenfalls immer öfter über ihn, über Zipperlein, unsere Gesundheit und unsere Restschönheit. Doch in Wirklichkeit spielen die psychischen Aspekte des Älterwerdens eine weitaus größere Rolle. Wir blicken mit Wehmut alte Jugendfotos an. Selbst die Bilder, auf denen wir uns früher immer potthässlich fanden, sind für uns plötzlich schön. Crazy!

Wie ist es um unseren Weichzeichnungsfilter bestellt, wenn uns die für den weiblichen Zyklus relevanten Hormone eines Tages ausgehen? Fällt unser Gesicht dann wie eine leere Plastiktüte in sich zusammen? Wie ist es um unseren Fuckability-Faktor bestellt? Schieben uns die Männer aufs geriatrische Abstellgleis, wenn unser Schamhaar ausdünnt? Endet unser Sexleben abrupt, obwohl es uns gar nicht gestört hat, in den letzten drei Jahren keinen Geschlechtsverkehr gehabt zu haben? Soll unser Doktor uns endlich eine Botoxspritze verpassen – oder steigen wir gleich um auf Gesundheitslatschen, weite Walhalla-Gewänder und stabile Laken gegen Bettnässerei?

Ob wir gut oder alt aussehen – das hängt auf einmal von der Tagesform unserer Hormone ab. Meine Freundin Paula hat deshalb schon einmal kurzen Prozess gemacht und nimmt Hyaluronsäure-Salben und Perimenopause-Präparate, um sich innerlich und äußerlich ein wenig aufzupolstern. Verzweifelt warten wir darauf, endlich ein Kompliment von einem Mann über unser jugendliches Aussehen zu bekommen. Doch noch verzweifelter sind an einigen Tagen die Gespräche unter uns:

»Du kannst es dir doch erlauben, nimm noch einen Nachschlag.«

»Nee du, ich will mein Gewicht halten.«

»Ja, aber glatter wird dein Gesicht davon auch nicht mehr.«

»Am Arsch die Räuber.«

Unsere Libido befindet sich in den Wechseljahren einfach in einer seltsamen Zwischenwelt. Wir können ihr nicht einfach den Hahn abdrehen. Sie ist noch aktiv – und wird es wohl auch noch lange bleiben. Aber wenn wir könnten, würden wir sie sofort ausschalten, weil sie uns so verrückt macht! Ohne Libido hätten wir endlich Ruhe im Karton! Basta! Aus die Maus!

Nie wieder Sex? Na und?

Manchmal betrügen wir uns selbst ein bisschen und machen uns vor, an alternative Therapiemethoden zu glauben. Ich zum Beispiel lasse zwar tapfer die Finger von Hormonspritzen, kämpfe aber täglich mit sechs Minuten Mundwinkelgymnastik vor dem Spiegel gegen den Verlust der Spannkraft in meinem Gesicht an. Motto: Face-Yoga statt Botox! Ob's hilft, weiß ich nicht. Insgeheim ahne ich aber: Zwar können wir hektische Betriebsamkeit vortäuschen, aber unserem Schicksal ist das eh stinkegal. Ja, wir werden älter, ständig und überall, verdammt noch mal, wir alle tun es und sollten uns darum auch nicht dafür schämen. Basta!

Der Verfall, der bei uns allen biologisch gesehen bereits mit Mitte 20 beginnt, schreitet unaufhaltsam voran. Die ersten Zellen sterben schon ab, wenn wir noch gar nicht geboren sind. Und mit immer mehr Jahren auf dem Buckel macht sich der Alterungsschub an allen Stellen des Körpers bemerkbar. Wir können die Karte im Bistro ohne Brille nicht mehr lesen. Unser Konzentrationsvermögen lässt schneller nach und unser Kurzzeitgedächtnis funktioniert nicht mehr so verlässlich wie noch mit 18.

Mit Good-Aging – mit dem »guten Altern« – sollten wir deshalb rechtzeitig anfangen, habe ich in der »Apotheken-Umschau« gelesen. Zwar gelte die Devise »Je gesünder, desto besser die Stimmung«. Doch sei die körperliche Unversehrtheit kein Garant für Glück, denn auch mit Hormonen könne eine Frau keine Lebenskrise meistern. Alles Herumdoktern ist also am Ende wenig hilfreich, weil keine Beauty-Farm uns den eigentlichen Job abnehmen kann: die Auseinandersetzung mit unseren Wünschen – und die damit verbundene Arbeit an uns selbst.

»Wir müssen im Leben dem Traum näherkommen, den wir von uns haben.« Dieser denkwürdige Satz fällt in dem Film »Todo sobre mi madre« (»Alles über meine Mutter«) von Pedro Almodóvar. Ich befürchte, dass die wenigsten von uns den Mut haben, diese Weisheit umzusetzen. Nicht etwa, weil sie unfähig sind zu träumen. Sondern, weil sie blind für ihre eigenen Belange sind. Eigentlich – so sollte man meinen – ist es doch gar nicht so schwer, sich selbst zu erkennen. Dazu braucht es nur einen Spiegel und die Courage, reinzuschauen. An diesem Punkt geht das Abenteuer aber erst los.

Nehmen wir mal an, eine Frau entscheidet sich dafür, sich vor ihrem inneren Seelenspiegel nackt zu machen. Sie nimmt also ihre eigenen Schwächen und Stärken ins Visier und fragt sich, was sie im Leben eigentlich will. Wahrscheinlich wird sie schnell erkennen, ob sie sich wohl in ihrer Haut fühlt oder nicht. Rundum zufrieden wird sie wahrscheinlich nicht sein – wer ist das schon? Führt sie das Leben, das sie sich einst erträumt hatte? Oder musste sie im Laufe der Jahre viel einstecken und ist zu einer »Kompromiss-Maschine« geworden? Kann sie im Kleinen etwas an ihrer Situation ändern? Oder sind es grundsätzliche Dinge, die stören? Müsste sie alles umkrempeln, um dem Traum von sich selbst näherzukommen?

Nehmen wir mal an, diese Frau ist so eine Durchschnittskartoffel wie ich. In diesem Fall ist davon auszugehen, dass sie ihre Charaktermaske, die sie im Alltag manchmal trägt, auch absetzen kann, sobald sie sich in ihrem Seelenspiegel betrachtet. Für eine Durchschnittskartoffel wie mich, die auf einmal über sich nachdenkt, ist es also nicht zu spät, Veränderungen einzuleiten, die das Leben angenehmer machen.

Andererseits wird es Frauen geben, die nicht dazu in der Lage sind, ihre Träume umzusetzen, zum Beispiel aus wirtschaftlichen Gründen. Doch um Frauen, die Armut und Not ertragen müssen, geht es an dieser Stelle nicht. Es geht um moderne und emanzipierte Ladys der westlichen Hemisphäre, denen Werte wie Freiheit und Gleichheit wichtig sind. Um Frauen, denen in der Schule beigebracht wurde, auf sich selbst aufzupassen, und denen es dennoch nicht gelingt, ihren Kern – das, was sie ausmacht – im Seelenspiegel zu erkennen. Frauen, die sich finanziell gesehen durchaus selbst versorgen können, die aber unfähig sind, sich selbst glücklich zu machen – wenigstens ein Stück weit.

Warum ist das so? Fehlt ihnen das psychologische Werkzeug – oder warum ist ihnen der Zugang zu den eigenen Bedürfnissen versperrt? Ich vermute, dass es ihnen so geht wie mir, bevor ich mich von Stefanie Stahl und Frau Keller inspirieren ließ: Diese Frauen haben keinen unverstellten Blick auf sich, weil sie sich ständig von außen und mit den Augen der anderen betrachten. Etwas Ähnliches ist mir ja ebenfalls passiert. Ich habe zugelassen, dass Männer über mich urteilen und entscheiden, ob ich liebenswert bin. Und ich habe mir die Schuld dafür gegeben, dass ich ihren Ansprüchen nicht genügte. Sprich: Ich habe Männer zum Maßstab meines eigenen Werts gemacht, und ich habe die Verantwortung für mein Glück in ihre Hände gelegt. Der Glaube, dass andere für unser Glück verantwortlich sind, ist das größte Hindernis auf dem Weg, eigene Träume umzusetzen.

Manchmal tritt dieser Glaube in sehr hartnäckiger Form in Erscheinung – nämlich als (bewusster oder unbewusster) Anspruch, dass andere uns glücklich machen *sollen.* Aus dieser Haltung spricht ebenfalls das enttäuschte »innere Kind«, das Entscheidungen ständig aufschiebt und von besseren Zeiten träumt, statt sich aktiv dafür einzusetzen. Es ist so einfach, Antworten auf wesentliche (Lebens-)Fragen an andere zu delegieren, und deshalb tun es viele täglich.

Einen neuen Pfad zu beschreiten ist demgegenüber mühselig – wobei es ja im ersten Schritt »nur« um eine Frage geht, nämlich die, wie wir leben wollen, also etwa allein, zu zweit oder in einer Kommune. Jede Alternative hat Vor- und Nachteile, und Zweifel bleiben immer, denn das Leben ist zwiespältig. Wer den Single-Bells-Pfad wählt, fühlt sich an manchen Tagen womöglich besonders einsam. Wer einen Partner und Kinder hat, wird sicher Trost in schwierigen Zeiten finden, vermisst andererseits aber wahrscheinlich öfter die Freiheit, tun und lassen zu können, wonach ihm der Sinn steht. Wie man sich auch entschließt, jede Spielart hat Konsequenzen. Entscheidend ist deshalb nicht die Frage, welche Variante man vorzieht, sondern ob man in der Lage ist, diejenige zu wählen, die den eigenen Bedürfnissen am besten entspricht – unabhängig vom Urteil anderer. Sich frei von fremden Erwartungen zu machen ist deshalb nicht nur eine Frage der Emanzipation, sondern bedeutet tatsächlich erwachsen zu werden.

Erwachsensein – das heißt nicht, sich aus Trotz anders zu entscheiden, als es die Eltern gerne gehabt hätten. Es beinhaltet vielmehr, sich von pubertären Trotzspielchen und halbstarken Mustern zu verabschieden und eine Wahl zu treffen, die den eigenen Wünschen am nächsten kommt ... Erwachsensein – das heißt nicht, bis ins hohe Alter gefallsüchtig zu sein, sondern sich mit allen Stärken und Schwächen zu zeigen ... Erwachsensein heißt schließlich, den alt gewordenen Eltern nicht mehr als bedürftiges Kind zu begegnen. Erst wenn wir ihnen verzeihen, dass sie nicht immer alles richtig gemacht haben und nicht immer für uns da waren, wenn wir sie brauchten, ist ein verständnisvoller Umgang auf Augenhöhe mit ihnen möglich: Willkommen in der Hemisphäre der Erwachsenen!

Ein Blick nach vorn – oder: No Fake-Empire

Leider bin ich noch nicht ganz in der Hemisphäre der Erwachsenen angekommen. Ich hänge noch in der Katzenklappe fest, weiß aber, wo ich hinwill, und habe ein paar Entscheidungen getroffen wie die, mich nie wieder wie ein Stück Billigfleisch vor einen Mann zu werfen.

Tatsächlich bin ich am Liebeskummer »gewachsen«. Stefanie Stahl hat in einem Podcast gesagt, dass Liebeskummer in jeder Hinsicht unsere psychologischen Bedürfnisse verletze: Unser Bedürfnis nach Autonomie, weil wir die Kontrolle über unsere Gefühle verlieren, unser Bedürfnis nach Nähe, weil man uns abweist. Auch ein elementares Lebensprinzip gerät bei Liebeskummer ins Wanken: das Prinzip, möglichst Lust zu gewinnen und Unlust zu vermeiden. Und schließlich ist auch noch unser Selbstwert stark gekränkt.

Mir ist all das dreimal hintereinander passiert – und es geht mir wieder gut. Meine eigenen Opferspiele habe ich satt und meine Baustellen kenne ich:

- Ich muss standhaft bleiben, wenn ich mir wieder einmal inständig wünsche, von allen gemocht zu werden.
- Manchmal ist es besser zu schweigen, statt mit Worten zu überspielen, dass man unsicher ist und eine Situation unangenehm. Ich bin nicht für die Unterhaltung der anderen zuständig und auch nicht ihr Pausenclown.
- Ich bemühe mich bewusst darum, meine eigenen Bedürfnisse in Gegenwart von anderen nicht zu unterdrücken, sondern sie auszudrücken.

- Bindungsscheue wie ich trauen sich oft nicht, andere zurückzuweisen, ohne ein schlechtes Gewissen zu haben. Deshalb ist das folgende Mantra meine Königsdisziplin: Ich kann Wünsche nicht immer erfüllen. Und wenn ich sie nicht erfüllen kann, brauche ich trotzdem kein Schuldgefühl zu haben.
- Menschen wie ich, die schlecht Nein sagen können, nehmen es denen, die es können, oft übel, dass sie für sich selbst sorgen können. Diesen schlechten Zug gewöhne ich mir ab!
- Bei einem Date werde ich in keine Rolle schlüpfen. Einen Himbeertoni, den ich kaum kenne, werde ich nicht grundlos bewundern oder ihm uneingeschränkt meine Aufmerksamkeit schenken. Mr. X muss mir erst mal beweisen, ob er meine Zuneigung überhaupt verdient.
- Und das Wichtigste zum Schluss: No Fake-Empire! Meine Restzeit auf Erden ist zu kostbar und das Leben zu schön, um es mit einer falschen Fassade zu verschandeln. Ich werde nicht den gleichen Fehler wie meine Mutter begehen und vor anderen verbergen, wer ich bin. Ich zeige den anderen, mit wem sie es zu tun haben.

Wie schwierig es ist, eingefahrene Verhaltensweisen zu ändern, erkenne ich immer, wenn ich mein Ebenbild anschaue: meine Mutter. Das Verrückte ist, dass ich nicht vorhatte, so zu werden wie sie. Jahrzehntelang dachte ich, dass sie ganz anders ist als ich und ihre Schwächen nicht meine sind. Doch obwohl wir verschiedenen Generationen angehören und unsere Lebenswege nicht vergleichbar sind, haben wir viel gemeinsam.

Uns beiden fällt es schwer, Vertrauen zu fassen, und das bedeutet: Wir stehen beide oft alleine da. Wir zeigen uns selten so, wie wir sind, was im Alltag unglaublich anstrengend ist. Deshalb sondern wir uns lieber ab, statt ständig in eine Art Schauspielerei zu verfallen. Am Ende finden wir immer eine Bestätigung für unsere Glaubenssätze: »Die Welt ist schlecht. Es ist besser, auf sich selbst aufzupassen, statt sich auf andere zu verlassen.«

Bindungsängstlichen widerfährt so, was sie selbst heraufbeschworen haben: Sie werden nicht geliebt. Denn niemand liebt eine Person, die er nicht kennt. Warum auch? Wieso sollte man sich in eine Person verlieben, die ihr Gesicht nicht zeigt? Und sind es nicht gerade die kleinen Schwächen und Eigenarten, die einen anderen so anziehend machen?

Wie meine Mutter kann auch ich mich nicht einfach in eine beziehungssichere und selbstbewusste Frau verwandeln. Ich kann aber daran arbeiten, mich nicht länger kleinzumachen und meine Unvollkommenheit mit einem weniger strengen Blick zu ahnden. Meine Mutter hat mir einmal erzählt, dass sie ein Junge werden sollte, da ihre Eltern sich einen männlichen Nachkommen gewünscht hatten, der die Bäckerei eines Tages übernehmen sollte. Als zweites Mädchen, als Nachzüglerin, war sie als Kind oft ins Hintertreffen geraten und im Babywagen unter den Tisch geschoben worden. Ich vermute, dass sie nie die elterliche Zuneigung bekommen hat, die sie gebraucht hätte, um starke Wurzeln auszubilden.

Mir hat sie gesagt, dass ich ein Wunschkind gewesen sei. Das glaube ich, befürchte aber, dass sie mir unterschlagen hat, dass ich nach der Geburt nicht immer der süße Fratz gewesen bin, von dem sie geträumt hatte. Bestimmt war sie mit mir oft ebenso überfordert wie zuvor ihre Eltern mit ihr. Meine Großeltern hatten ihre Tochter gar nicht erst gefragt, ob sie – anstelle des erhofften Wunschsohnes – eines Tages den Betrieb übernehmen will. Nein, meiner Mutter wurde die Rolle des Stammeshalters stillschweigend und ohne Diskussionen übertragen. Und obwohl es nicht ihr innigster Traum gewesen war, die Verantwortung für die Bäckerei zu übernehmen, erfüllte sie ihren Eltern diesen Wunsch. Liebesbedürftig, wie sie war, »stand sie ihren Mann«. So war das früher. Bestimmte Gegebenheiten wurden nicht infrage gestellt.

Meine Mutter stand bereits voll im Berufsleben, war aber mit Anfang 20 selbst noch ein Kind, als ich zur Welt kam. Wahrscheinlich hatte sie geglaubt, dass mit einer eigenen Familie alles besser werden würde. Sie übersah, dass sie – wie ich – ein introvertierter Mensch ist, der viel Zeit für sich braucht. Und merkte dann nach meiner Geburt, wie schwierig es war, die Erwartungen aller Parteien zu erfüllen: die der Eltern, Verwandten, Kunden – und die des eigenen Mannes und der Tochter.

Natürlich war die Gesellschaft Anfang der 70er-Jahre noch eine andere. Nicht wenige Frauen entschieden sich aus finanziellen Gründen für eine Heirat. Die Idee, sich eine eigene Existenz aufzubauen, oder die Überlegung, sich vom Partner zu trennen, stand in einem »ordentlichen Haushalt« auf dem Land kaum zur Debatte. Meine Mutter, Jahrgang 1949, ist in den 50er- und 60er-Jahren aufgewachsen, in der Nachkriegszeit, die für Kinder vom Dorf mit vielen Repressionen verbunden war. Über Themen wie Sexualität lag damals noch der Schleier des Schweigens. In der Schule schlug der Lehrer mit dem Stock auf die Finger der Schüler, die in seinen Augen »ungehorsam« waren.

Als meine Mutter zum ersten Mal ihre Periode bekam, versteckte sie ihren blutigen Schlüpfer verschämt vor den Eltern und wusch ihn heimlich. Sie wusste nicht, was mit ihr geschah – ihre Mutter hatte sie nicht aufgeklärt. Von ihrer älteren Schwester bekam sie später Camelia-Binden zugeschoben. Als Kind glaubte meine Mutter, dass Babys entstehen, wenn Männer und Frauen »da unten ihre Geschlechtsteile aneinanderreiben«. Erst durch Oswald Kolles Aufklärungsfilme, die in Deutschland erstmals zwischen 1968 und 1972 liefen, erfuhr sie als junge Erwachsene mehr über Sex.

Mit Problemen wie Scham und Heimlichtuerei musste ich mich glücklicherweise nicht mehr herumschlagen, als ich mit 13 zum ersten Mal meine Regel hatte. Ich konnte meine Eltern ansprechen, wenn es um Verhütung ging. Ich redete mit meinen Freundinnen darüber. Und während der Schulzeit erfuhr ich alles Wissenswerte zum Thema in diversen Zeitschriften – angefangen von der »Bravo« über »Mädchen« bis zu dem Frauenmagazin »Cosmopolitan«, das in Deutschland erstmals 1981 erschien und in dem es für meinen Geschmack »so richtig zur Sache« ging. Die »Cosmopolitan«-Autorinnen nahmen kein Blatt vor den Mund und sprachen witzig, unbefangen und offen über Weiblichkeit und Erotik: eine Kunst, die meiner Meinung nach erst mit »Sex And The City« ihre Vollendung gefunden hat.

Doch obwohl es »Sex And The City« gibt, hat mich die Art, in der meine Stilikone Carrie Bradshaw über Sex spricht, nicht zu einer selbstbewussteren Frau gemacht. Meine Sexualität ist nicht *befreit.* Wenn ich mit einem Mann ins Bett gehe, versuche ich, meine körperlichen Defizite möglichst zu kaschieren.

Immerhin: Ein paar Jährchen Zeit habe ich ja noch – und heute beginnt der Rest meines Lebens. Wer weiß, vielleicht begleitet mich dabei irgendwann sogar ein Mann. Falls das nicht der Fall ist, brauche ich mich auch nicht zu grämen. Ältere Frauen, habe ich irgendwo gelesen, können auch allein glücklich sein. Den meisten älteren Männern gelingt das nicht. Wirklich verwunderlich finde ich das nicht. Ich vermute, dass es den Herren der Schöpfung noch schwerer fällt, vor ihrem Seelenspiegel blank zu ziehen.

Leider gibt es zu viele Menschen auf diesem Planeten, die etwas tun, weil *man* es nun einmal für richtig hält. Sie schließen sich der vermeintlichen Mehrheit an, *weil alle es nun mal so machen,* ohne zu fragen, ob sie es selbst aus geneigten Gründen ebenfalls so machen wollen und ob sie überhaupt glücklich damit sind. Und weil alle es nun einmal so machen und sich einen Partner suchen, sollen andere es auch tun und sich gefälligst dem gesellschaftlichen Druck beugen. Meist sind intolerante Überlegungen wie diese bloß ein Ausdruck der eigenen Unsicherheit – denn gäbe es da kein beklommenes Gefühl im Hintergrund, müsste niemand das Lebensmodell eines anderen in Zweifel ziehen. Nur wer selbst mit sich hadert, braucht die Bestätigung für den eigenen Lebensentwurf. Und diese Bestätigung ist am einfachsten zu holen, wenn man alternative Wege brandmarkt. Ältere Single-Ladys sollten sich darum so schnell wie möglich vom vermeintlichen Makel, der an ihnen haftet, befreien und anderen nicht zugestehen, über sie zu urteilen.

Ich persönlich habe das Alleinsein zum Glück nie als Stigma empfunden, was daran liegen mag, dass ich mich noch nie mit mir selbst gelangweilt habe. Deshalb bleibe ich auch lieber ein Single, statt meine Restjugend damit zu verschwenden, eine Dauerbaustelle namens toxische Partnerschaft zu eröffnen. Sich gegenseitig anzuöden und die Gegenwart des anderen als lästig zu empfinden ist jedenfalls keine Option für mich.

KAPITEL 4

UNTERWEGS AUF DER DOPPELWUMMS-ROUTE

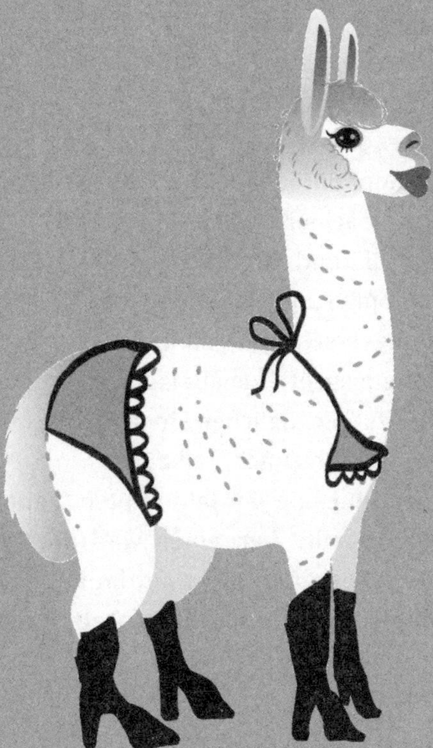

Warum gebundene Männer und Frauen ab einem gewissen Alter so gerne unprofessionell fremdflirten

Was die Erotik und das Älterwerden betrifft, haben nicht nur Singles ihr Kreuz zu tragen, sondern auch Paare. Und mit der kniffeligen Frage, wie das Begehren in langjährigen Beziehungen wieder entfacht werden kann, sind einige von ihnen ziemlich intensiv beschäftigt. Warum ist die Sache mit prickelndem Sex und konstanter Liebe so tricky?

Wenn es ein Rezept für eine stabile Verbindung geben würde, die nicht mit den Jahren verblüht wie eine Rose im Wintergarten, wären die Erfinder dieses Mittels reicher als Elon Murks – und uns Frauen wäre längst der Gesprächsstoff ausgegangen. Doch wie es aussieht, können wir uns bis zum Ende unserer Tage den Kopf darüber zerbrechen, weil Eros seine Liebespfeile weiter abschießt, wie es ihm gefällt.

Ein Knackpunkt für Paula und ihren Mann Frank ist der Sex. »Der war früher bombe und jahrelang okay«, sagt Paula, die über Ermüdungserscheinungen in der Ehe klagt und nach neuen Abenteuern sucht – zum Beispiel nach einer heißen Liebesnacht abseits vom täglichen Einerlei zwischen Einkauf und Schwiegereltern-Gespräch, Teil 289.

Geht die sexuelle Lust im Laufe der Jahre flöten, haben viele Paare ein Problem damit: Zum einen wird der gesellschaftliche Druck immer größer, nicht nur im Job eine Top-Performance abzuliefern, sondern auch im Bett. Andererseits sind die Machtverhältnisse in einer Beziehung meistens ungleich verteilt. Wie im Fall von Paula und Frank gibt es also immer eine Seite, die gerade keinen Bock auf Sex hat, während die andere nicht darauf verzichten mag. Frank verhungert an der langen Leine, weil er sich nach Zärtlichkeit sehnt, während Paula anderes im Sinn hat. Da beide nicht den Mut aufbringen, die Angelegenheit anzusprechen, hat sie kurzerhand eine »kreative Lösung« gefunden und sich einen Liebhaber angelacht. Paula hat deswegen kein schlechtes Gewissen: Sie ist überzeugt, dass Frank auch kein Kind von Traurigkeit ist.

Der Seitensprung ist die häufigste Methode für Männer und Frauen, um mit einem Problem fertigzuwerden, das man als solches in einer Partnerschaft aus welchen Gründen auch immer totschweigt. Denn: Sich zu trennen ist ein Schritt, der für viele nicht infrage kommt. Auch für Paula ist so eine Überlegung (noch) keine Option, zu viel verbindet sie mit Frank: Sie haben eine gemeinsame Vergangenheit, Wohnung und Freunde, und jeder Faktor ist ein Grund für Paula, bei Frank zu bleiben.

So wie ihr scheint es vielen Älteren zu gehen: Das Risiko, einen Partner zu haben, der betrügt und zu Seitensprüngen neigt, nimmt im Alter zu, haben Wissenschaftler der University Of New Hampshire in einer Studie herausgefunden. Demnach gehen Männer ab 55 Jahren und Frauen ab 45 Jahren am häufigsten fremd. Wer Augen im Kopf hat und sensibel ist, wird die eindeutigen Zeichen für eine Affäre auch erkennen: Angefangen von einem neuen Parfüm bis zum ständigen Blick auf das Smartphone gibt es zig Signale, die darauf hindeuten, dass sich jemand auf zu neuen Ufern macht.

Laut der Psychotherapeutin Esther Perel liegt es vor allem an eingefahrenen Rollenverteilungen, dass langjährige Partnerschaften in die Brüche gehen. Oder einfacher ausgedrückt: Es ist die Routine, die die Spannung in einer Beziehung am ehesten tötet. In so einer Situation kommt plötzlich die Sehnsucht nach Ungebundenheit ins Spiel: Mittelalte bekommen kurz vor ihrem 50. Lebensjahr Torschlusspanik, wünschen sich auf einmal ihr (scheinbar unglaublich aufregendes) Single-Leben zurück und haben Angst, etwas zu verpassen.

Auf Paula trifft das zu. Sie will sich ihre besten Jahre nicht nehmen lassen und experimentiert damit, was es heißen kann, eine Frau zu sein, die vermeintlich verbotene Dinge tut. In meinem Bekanntenkreis beobachte ich dieses Phänomen seit einigen Jahren vermehrt: Meine gebundenen Freundinnen und Freunde sind nicht immer glücklich mit ihrem Status und haben mit toxischen Einflüssen zu kämpfen. Ins Trudeln kommen auch Paare, die jahrzehntelang glücklich waren.

Natürlich sind es auch die Veränderungen in den mittleren Jahren, die zu einem Wandel führen. Die Kinder verlassen (bald) das Haus. Wir kommen nicht mehr so schnell die Treppe rauf – und sind zu allem Überfluss auch nicht mehr so attraktiv wie in unseren Dreißigern. Die Endlichkeit klopft an die Tür, wir sind nicht für immer jung – und plötzlich steht sie quer im Raum: die Sinnfrage, vor der wir so lange davongelaufen sind. Was wollen wir bis zum Ende des Lebens (noch) erreichen? Wenn Beziehungen – auch Freundschaften – in die Jahre kommen und nicht glücklich »altern«, ist diese Frage noch dringlicher als üblich. Plötzlich steht viel auf dem Prüfstand – nicht nur der Partner, sondern auch Lebenskonzepte.

50 Shades of irgendwas und das Dilemma mit der umgekehrten Pubertät: Paula will's noch mal wissen

Wissbegierige können in diesem Land fast alles lernen – von der angewandten Freizeitwissenschaft bis zur Ufologie. Nur das Einmaleins der Liebe beherrschen die wenigsten und fallen mit ihrer Unkenntnis bis ins hohe Alter immer wieder auf die Nase.

Erfüllte Liebe und Erotik in einer Partnerschaft? Das bleibt für Ungezählte ein Traum. Und die Idee, dass man Innigkeit in einer Beziehung auch trainieren kann wie Muskelpartien, muss auf viele Ältere so befremdlich wirken wie die Heisenbergsche Unschärferelation auf Daniela Katzenberger. Zwar wünschen sich fast alle Leidenschaft und Hingabe. Dass sie sich selbst dafür ins Zeug legen müssen, ist den meisten dann aber doch zu ungemütlich.

So legt sich im Laufe der Jahrzehnte oft ein Ring des Schweigens um die Zone der Intimität. Jeder macht halt sein eigenes Ding. Und nach außen hin demonstriert man harmonische Geschlossenheit. Kann man machen, muss man aber nicht. Auf jeden Fall braucht sich niemand zu wundern, wenn eine Person jenseits der 40 aus diesem Szenario ausbricht und die eigene Midlife-Crisis zelebriert, indem sie sich gezielt Ablenkung in Form von aufregenden 50-Shades-of-irgendwas-Experimenten sucht.

Paula macht es so, und sie bereut nichts, obwohl sie langsam ins Trudeln kommt. Sie betrügt ihren Mann, aber nicht, weil sie ihm eins auswischen will, sondern weil ihre Beziehung einen toten Punkt erreicht hat und sie noch etwas fühlen will – vor allem sich selbst als Frau. »Männer trennen sich, weil sie Jüngere attraktiver finden. Frauen, weil die Kinder erwachsen sind und sie noch etwas erleben wollen«, sagt sie.

Erotik holt sie sich nun außer Haus. Ihre letzte Passion etwa hat sie praktischerweise direkt am Arbeitsplatz gefunden – in Gestalt eines Mannes, der etwa 15 Jahre jünger ist als sie.

»Er hat Körper«, ist ihr Hauptargument für diesen (fast) jugendlichen Romeo. Argument Nummer zwei, das laut Paula für ihn spricht: »Er hat Haare am Kopf. Und zwar viele.«

Diese Entität, mit der Männer über 50 nicht mehr wie selbstverständlich protzen können, ist ein großer Vorteil, meint Paula. Denn beim Sex kann sie sich in Romeos Haupthaar verkrallen und sich daran festhalten. Argument Nummer drei: Der junge Spund hat zwar Haare am Kopf, aber keine am Körper, vor allem keine am Po! Und das ist ultrasexy, sagt Paula. Argument Nummer vier überzeugt ebenfalls: Romeos Penis ist so gebogen, dass er Paulas Lustzentrum problemlos in jeder Stellung erreicht – einfach perfekt!

Gäbe es nicht auch eine Reihe von Argumenten, die gegen ihn sprechen, könnte ich Paula in allen Punkten verstehen. Doch Romeo ist nicht tadellos. Okay, er ist zwar laut Paula ein fantastischer Liebhaber. Aber er ist – erstens – auch sehr launisch, ichbezogen und über einen längeren Zeitraum als drei Stunden inklusive Candle-Light-Dinner kaum zu ertragen. Und außerdem hat Romeo eine im »Dallas«-Flair der frühen 80er-Jahre eingerichtete Junggesellenwohnung mit einem etwa drei Meter breiten TV-Bildschirm. Sprich: Er ist alles andere als geschmackssicher – weshalb eine gestandene Frau wie Paula langfristig weder mit ihm planen noch ihn ernst nehmen kann oder will. Trotzdem besucht sie ihn gelegentlich in seiner Wohnung wie eine Rangerin ein ungezähmtes Tier im Naturpark. Und er bekocht sie als Dank dafür sogar im Sommer bei einer Außentemperatur von mehr als 28 Grad Celsius mit ausgefallenen Ćevapčići-Gerichten – auch nicht selbstverständlich, aber hot!

Eigentlich hat Paula ja bereits alles, was sie braucht, zum Beispiel einen fürsorglichen Mann, eine engagierte Tochter und eine Penthouse-Suite in der schönsten Stadt der Welt, um die sie sogar Samantha Jones beneiden würde. Doch sie wollte bis vor Kurzem kaum von ihrem Romeo ablassen.

Erst ein weiterer seiner übel gelaunten Ausbrüche konnte sie schließlich umstimmen: Sie hat Schluss mit Romeo gemacht, und dass sie ihn manchmal auf dem Flur im Büro sieht, kratzt sie herzlich wenig, weil sie im Portal einer großen Online-Partnervermittlung eine neue Passion entdeckt hat: Ingo! Der steht mitten im Leben, ist ein Unternehmer aus Hamburg und (fast) das genaue Ebenbild von Romeo. Das heißt: Ingo hat auch Körper. Und Haare am Kopf. Es gibt nur einige unwesentliche Unterschiede.

Ingo ist 15 Jahre älter als Romeo, also wie Paula so um die 50.

Er hat eine Vergangenheit und ist geschieden.

Und er hat Schlepphoden.

Paula weiß nicht, ob es an seinen Schlepphoden liegt oder an der Chemie zwischen den beiden, aber der Sex mit Ingo ist noch besser als der mit Romeo. Bereits beim ersten Date haben die beiden geknutscht wie brünstige Elche. Als Paula Ingo das erste Mal in seinem Haus auf dem Land besuchte, hatten die zwei sechs Stunden Sex am Stück. Genauer gesagt: Er war in dieser Zeit viermal hintereinander in ihr drin und ist angeblich jedes Mal gekommen. Wie Ingo so eine Rekordleistung hinlegen kann, hat er nicht verraten. Ich vermute allerdings, dass ein gewisses Hilfsmittel im Spiel war.

Schlepphoden hin oder her – Ingo hat Paula mit seinen Qualitäten vom Fleck weg überzeugt. Und zwar nicht nur in sexueller Hinsicht, sondern auch mit seinem lässigen Humor. Sich sowohl über die eigenen Schwächen als auch über die anderer lustig machen zu können, ist für Paula ein Zeichen von Reife.

Gewarnt habe ich sie prophylaktisch trotzdem, denn einige Details machen mich stutzig. Außerdem befürchte ich, dass Paulas Hormone verrücktspielen und sie die aktuelle Lage nicht mehr vernünftig – also ohne rosarote Brille – einschätzen kann. Männer um die 50 sind erfahrungsgemäß in einem etwas schwierigen Alter. Positiv ist zwar, dass sie nicht lange fackeln, was Liebesangelegenheiten angeht. Die meisten Frauen in den Wechseljahren verkennen aber die Tatsache, dass das gezielte Vorgehen gleichaltriger Männer nicht daraus resultiert, dass deren Lust unendlich groß ist. Vielmehr basiert ihre Leidenschaft oft nur auf der bitteren Erkenntnis, dass Zeit ein wertvoller Schatz ist und Potenz eine endliche Quelle. Sprich: Wenn ein mittelalter Mann heute nicht (mehr) kommt, ist es für ihn morgen vielleicht schon zu spät! Mit diesem inneren Druck – das sollte frau nie vergessen – gehen Männer 20 Jahre vor der Rente ans Werk.

Eine Frau sollte sich also nichts darauf einbilden, dass ein Mann sie *unbedingt* will. Denn so ein Verhalten hat nicht *unbedingt,* höchstens *notgedrungen* etwas mit ihr zu tun. Wir Frauen verwechseln so ein vermeintlich männliches und druckvolles Gehabe zu häufig mit entfesselter Begierde und verknallen uns dann völlig sinnbefreit in einen Kerl, der sich noch in der Kennenlern- und Checker-Phase befindet und weit davon entfernt ist, sich ernsthaft zu verlieben.

Selbst gestandene 50-Jährige geraten in diesem Abschnitt einer Affäre plötzlich in einen seltsamen Sog der Gefühle. Denn während sich ein mittelalter Mann in Sachen Dating oft nur selbst etwas beweisen möchte und auf eine Rekordjagd in Bezug auf die Anzahl seiner Dates aus ist – Motto: Quantität geht vor Qualität –, geht es einer Frau in den Wechseljahren um etwas anderes. Sie erlebt gerade einen hormonellen Wandel, eine umgekehrte Pubertät, und ist wie eine heranwachsende 15-Jährige auf einem Selbstfindungstrip. Wenn sie nun nicht ganz mit sich und ihren Bedürfnissen im Reinen ist – und welche mittelalte Frau ist das schon? –, verbrennt sie sich an einem Mann wie Ingo schnell die Finger und gerät in die sogenannte »Liebst du mich?«-Falle. Das bedeutet, dass es ihr auf einmal nicht mehr um das Abenteuer Selbsterfahrung geht, sondern nur noch um diesen einen Kerl, von dem sie sich Selbstbestätigung erhofft. Doch ausgerechnet dieser mittelalte Mann, der selbst nicht mehr der Attraktivste ist, verweigert ihr in diesem Punkt den Dienst.

Ein Silberrücken, der nicht akzeptieren kann, dass sein Testosteronspiegel langsam abnimmt, hat oft einen großen Drang, sich noch einmal richtig auszutoben. Wenn er sich in dieser Lebensphase dafür entscheidet, das System der Monogamie nach 25 Jahren Ehe infrage zu stellen, verhält er sich bei einem Date mit einer Frau möglicherweise so unreif wie ein 13-Jähriger, der lügt wie gedruckt.

Einige Best Agerinnen – Paula ist da keine Ausnahme – verwandeln sich wiederum in echte Jägerinnen, die einem Mann nachstellen wie ein Wildschütz einem Hasen. Statt sich wie zu Zeiten des Minnesangs zunächst passiv zu verhalten und es dem Kerl zu überlassen, sie anzuhimmeln, reißen Frauen die Initiative überhastet an sich und verkennen, dass das Hirn der meisten Typen immer noch steinzeitlich tickt, also sehr primitiv, und ein Wort wie »Geschlechterdemokratie« für so ein Hirn aus dem frühen Jura einfach zu kompliziert ist.

Wie das Abenteuer zwischen Paula und Ingo weitergeht, bleibt offen. Ich halte an meiner Prognose fest und gehe davon aus, dass ihre Affäre ein kurzes Strohfeuer bleibt. Und zwar deshalb, weil beide zurzeit ihre zweite Pubertät durchmachen und (noch) nicht (wieder) bereit für etwas Dauerhaftes sind.

Fazit: Die Jahre des hormonellen Wechsels sind sowohl für viele Frauen als auch Männer ein sensibler Lebensabschnitt, in dem die Dinge sich – gewollt oder ungewollt – neu sortieren. Partner und Kinder, die Menschen in den Wechseljahren unter ihrem Dach beherbergen, sollten darum nachsichtig mit besonders gebeutelten Exemplaren der Gattung umgehen. Denn Menschen in den Wechseljahren erleben ihre Pubertät zum zweiten Mal – nur umgekehrt – und das ist nicht immer einfach, am wenigsten für die Betroffenen selbst.

Folgende Infos ersetzen zwar keine Paartherapie, sind aber hilfreich, um wenigstens den Hausfrieden zu wahren:

Erstens: Frauen und Männer, die die Phase des hormonellen Wandels durchleben, legen häufig ein etwas widersprüchliches Verhalten an den Tag und pflegen einen leicht bipolaren Lebensstil zwischen Schulhof, 8. Klasse, und geriatrischer Reha, Abteilung Rücken. Mittelalte Frauen verknallen sich plötzlich in Männer, die farblich gar nicht in ihr Wohnzimmer passen. Und mittelalte Männer verhalten sich auf einmal wie 18-Jährige und ziehen sich auch so an! Darum ist ein wenig Obacht durchaus geboten: Wer mit über 50 noch ein Bart-Simpson-Shirt trägt, muss sich auf dem Spielplatz des Lebens noch ein wenig austoben. Soll er machen – aber am besten nicht mit dir!

Zweitens: Menschen in den Wechseljahren/der Andropause gehen öfter fremd. Das liegt nicht daran, dass diese Personen sich generell fahrlässiger oder moralisch instabiler verhalten als andere. Sie machen nur eine Findungsphase durch und experimentieren damit, wer sie selbst sind beziehungsweise noch alles sein könnten. Es gilt die Faustregel: Wer fremd geht, flieht meistens nicht vor dem Partner, sondern vor dem Menschen, der er selbst in der Beziehung geworden ist. Das sagt jedenfalls Esther Perel.

Drittens: Männer und Frauen in langjährigen Paarbeziehungen, die die Hitze der Wechseljahre schlichtweg verdrängen, als gäbe es sie gar nicht, sind nicht besser dran oder drauf als solche, die in dieser Zeit des Wandels zum Seitensprung neigen und sich aktiv austoben. Verdränger sollten sich prinzipiell nichts darauf einbilden, dass sie sich vermeintlich moralisch »sauberer« verhalten. Wer seine dunklen Seiten nicht anerkennt, der unterdrückt nicht nur die eigene Lebendigkeit, sondern auch die Entwicklung der eigenen Persönlichkeit.

Viertens: Wer unangenehme Diskussionen in einer Partnerschaft mit dem Argument unterbindet, er sei nun mal seit 20 Jahren verheiratet, an dem Scheiß könne man nichts ändern, ist nicht nur dumm wie Brot, sondern auch ignorant. Wer spürt, dass er in einer Beziehung nicht glücklich ist und nichts dagegen unternimmt, wird sein Verhalten eines Tages bereuen, weil es ihn wie ein Bumerang einholt. Leidliche Dinge können nicht ausgemerzt werden, indem man einfach über sie hinwegsieht: Der Elefant steht im Raum, und diese Fata Morgana macht was mit dir!

Fünftens: Der Körper ist nicht der natürliche Feind des Menschen, auch nicht sein sexuelles Verlangen. Wer früh lernt, die eigenen Bedürfnisse konsequent zu unterdrücken, leidet später garantiert an einer Sucht: Tablettensucht, Trinksucht, Spielsucht, Sexsucht, Fettsucht, Kaufsucht, Arbeitssucht – es gibt genügend Mittel, aufkommende Gefühle pausenlos zu ignorieren und den eigenen Körper zu vernachlässigen. Wenn eine Frau mehr als 40 Jahre ihres Lebens damit verschwendet hat, bestimmte Emotionen auszuklammern, muss sie sich nicht wundern, wenn die Jahre des Wechsels für sie zum Jüngsten Gericht werden und die Diagnose des Arztes sie aus den Puschen haut.

Sechstens: Liebesspiele für Fortgeschrittene sind kein Kinderkram! Leider ist der Königsweg zu einer guten Partnerschaft keine einfache Gleichung mit glatter Lösung, sondern ein Trampelpfad mit einigen Lichtungen. Mittelalte Paare sollten darum ebenso mutig sein wie mittelalte Singles und öfter mal etwas Neues ausprobieren. Es sei denn, sie wünschen sich nichts anderes als ein Leben, das diesen Namen nicht verdient. Denn merke: Nicht nur Qualitäten wie Verbundenheit und Sicherheit haben ihre Berechtigung, sondern auch die Lust auf Abenteuer.

Alte weiße Männer und Frauen – und wie Hollywood uns alle versaut hat

Im Laufe unseres Lebens verschlafen wir durchschnittlich 24 Jahre unserer Zeit, hängen 12 Jahre vor der Glotze ab, verbringen 16 Monate mit Putzen, treiben 19 Monate Sport und spielen etwa 9 Monate mit dem eigenen Kind, sofern vorhanden. Das Magazin »P. M.« hat für diese Statistik die Nettozeiten diverser Tätigkeiten errechnet. Leider fehlt eine Angabe, nämlich die, wie viele Jahre eine Frau damit verdaddelt, mit ihren besten Freundinnen über ein Thema zu reden: Männer.

Das Vertrackte daran ist nämlich, dass Labern in der Regel zu nichts führt, also zu keinem Ergebnis. Else und ich reden und reden und reden also zum Beispiel über Erwin und seinen fatalen Hang, Diskussionen aus dem Weg zu gehen. Wir bestellen noch eine Runde, dann noch eine und reden und reden und reden. Und doch bleibt am Ende einer langen Nacht in unserer Lieblingsbar nur eines bestehen: das Mysterium Mann, das wir erforschen wollten, steht weiterhin unbegründet und in seiner ganzen Pracht wie ein Monument auf einem Sockel, während wir zwei wie Rumpelstilzchen-Doubletten drumherum gesprungen sind. Immerhin haben wir den Kater am nächsten Morgen überlebt, was ja auch was wert ist.

Mag sein, dass junge Frauen heute besser erzogen sind, aber wir mittelalten Ladys haben viel Zeit damit verbracht, über – und nicht mit – Männern zu quatschen. Mit zunehmendem Alter wird auch nichts besser, es wird nur heikler. Denn Silberrücken – so viel haben Else und ich in selbsttherapeutischen Sitzungen am Tresen herausgefunden – haben spezielle Leiden.

Else: Männer haben ein Problem damit, dass sie plötzlich nicht mehr der Nabel der Welt sind.

Ich: Männer sind einfach nicht multitaskingfähig. Als Ernährer und Meinungsführer in Erscheinung zu treten, kriegen sie gerade noch hin. Aber seit es kein gültiges Männerideal mehr gibt, sondern mehrere, wissen sie nicht mehr, ob sie sich zu Frauen, Autos und gutem Whiskey hingezogen fühlen sollen, oder ob es besser ist, langsam wirklich daran zu glauben, dass James Bond tot und 007 divers ist.

Else: In den 80ern konnten sie wählen zwischen Supermacho und Supersoftie, da hatten sie noch was Konkretes an der Hand. Heute können sie das Jagdmagazin *Wild und Hund* lesen und sich die Augenbrauen zupfen – damit kommen die meisten nicht klar.

Ich: Sie sind gelähmt von einer grenzenlosen Auswahl an Lebensmodellen. Sie können wie Emmanuel Macron ihre ehemalige Lehrerin heiraten. Oder ohne Muskelmasse der Mann des Jahres werden wie Jan Böhmermann. Die Überraschungsbox reicht vom gefühlvollen Allrounder, der auf dem Biomarkt einkauft, bis zum alten weißen Mann, der sich als Weltenerklärer begreift, aber seine Rolle darin nicht mehr kapiert.

Else: Besonders die etwas betagteren Modelle, die noch miterlebt haben, wie Birne in den 80er-Jahren Kanzler wurde, haben es schwer.

Ich: Ja, Männer kurz vor der Andropause haben es nicht immer leicht. Sie kämpfen tapfer gegen das Bild des alten weißen Mannes an. Aber unterschwellig wissen sie nicht, wo sie sich zwischen Chuck Norris und genderfluid einsortieren sollen.

Else: Immerhin haben Männer in unserem Alter gelernt, über ihre Gefühle zu reden. Sie tun es aber trotzdem nicht. Entweder aus Prinzip. Oder weil sie selbst nicht so genau wissen, was sie eigentlich fühlen sollen. Psychologie ist Folter für die. Und wenn sie merken, dass auf ihre Hoden auch kein Verlass mehr ist, fragen sie ihren Proktologen trotzdem nicht um einen Rat.

Ich (mit der Cocktailkarte beschäftigt): Die Welt ist irgendwie kompliziert geworden.

Else: Es gibt halt solche und solche. Realistische Silberrücken können Nähe aushalten, sind aber so leidenschaftlich wie satte Krokodile. Und Romantiker sind zwar aufregend, aber schnell aus der Puste. Du hast du die Wahl zwischen Pest und Cholera.

Ich: Ich bin ein Berliner.

Else: Die Männer, auf die du stehst, müssen wie Clint Eastwood sein. Das ist dein Problem.

Ich: Mein Problem haben die meisten alten weißen Frauen, ich bin nicht allein. Schuld ist die »Bravo«. Die hat mich versaut.

Else: Mit Bildern von James Dean, Marilyn Monroe und Rambo.

Ich: Genau.

Else (schaut mir tief in die Augen): Männer und Frauen in Hollywood-Streifen – alles wandelnde Klischees. Einsame Wölfe und Lonesome Cowboys, das sind lauter Helden, die allein durch die Prärie reiten, nicht viel sagen, aber plötzlich um sich schießen.

Ich: Die Hollywood-Weiber sind auch nicht besser. Jayne Mansfield und Meg Ryan: Da hast du als Frau die Qual der Wahl, dein Dasein entweder als männermordende Sexbombe oder liebenswerte Kumpelfrau zum Pferdestehlen zu fristen. Danke schön – ich gehe kotzen.

Else: Es gibt aber auch »Thelma und Louise« und Madonnas fluides Wechselspiel der Geschlechter: ein Stück Selbstbefreiung von klassischen Rollen.

Ich: Am Arsch die Räuber.

Else: Ja, wandelnde Widersprüche!

Ich: In unserem Bekanntenkreis gibt es genug Männer, die Probleme am liebsten mit sich selbst ausmachen. Die gehen morgens aus dem Haus, kommen abends wieder und halten Beziehungsarbeit für esoterischen Kasperkram.

Else: Zum Glück hatte ich nie das Vergnügen, alles für einen Kerl sein zu müssen: sexy Bitch, verlässliche Partnerin, Kanzlerin und beste Mutti der Welt.

Ich (stecke mir die erste Zigarette seit Monaten an): Du hast dir ja auch den Richtigen ausgesucht ... Und Lutz hat das große Glück, jeden Tag ein neues Gesicht von dir kennenlernen zu dürfen.

Else: Langeweile ist ein Beziehungskiller. Das wusste schon Holly Golightly.

Ich (nehme einen tiefen Zug): Wir beide können uns schon glücklich schätzen. Du hast Lutz und ich nicht Clint Eastwood an meiner Seite.

Else: Und wenn er dir das nächste Mal begegnet, bist du schneller als dein Schatten auf dem Baum.

Ich (drücke die Fluppe aus): Männer! Lass uns bloß über was anderes reden!

To be continued ...

Expeditionen auf einem unerforschten Kontinent

Ü50-Sex – gibt es so was in echt? Und wenn ja, wie oft? Sex über 50 gibt es erwiesenermaßen in echt und Technicolor. Und das Krasse: Er ist nicht erwachsener als der, den Jugendliche haben. Auch nicht besser, ausgeglichener oder würdevoller. Und schon gar nicht befriedigender als das Gefummel 16-Jähriger. Ein Grund für lausigen Sex ist der, dass viele Frauen, auch mittelalte, eine bestimmte Frage gerne weiträumig umschiffen, nämlich die, ob sie gekommen sind – also einen Orgasmus hatten.

Konspirative Umfragen in meinem Freundinnenkreis haben diesbezüglich prozentual in etwa das Gleiche ergeben, was die »EMMA« 2018 in einem Artikel kundgegeben hat: »Der weibliche Orgasmus allein nur durch Penetration ist die Ausnahme – nicht die Regel.« Nur 24 Prozent der weiblichen Spezies könne demnach den Höhepunkt beim Beischlaf mit einem Mann erreichen, sprich: 24 von 100 Frauen sollen dazu in der Lage sein. Übersetzt heißt das: Verdammt wenige von uns können zeitgleich mit ihrem Herzbuben dieses wollüstige Gefühl genießen, das von Wissenschaftlern nüchtern als »explosive Entladung neuromuskulärer Spannung« beschrieben wird.

Beim Orgasmus kommt es zu rhythmischen Muskelkontraktionen im Genitalbereich der Frau und zur Ejakulation beim Mann – ein Vorgang, der nur wenige Sekunden dauert. Warum Frauen Männer trotzdem so oft anlügen und vorgaukeln, sie seien *gekommen*, ist in einer Studie der Berliner Charité-Universitätsklinik untersucht worden: 90 Prozent der befragten Teilnehmerinnen im Alter zwischen 17 und 71 gaben an, schon einmal einen Orgasmus vorgetäuscht zu haben.

Dass so ein Verhalten wenig mit Emanzipation zu tun hat, darum soll es an dieser Stelle nicht gehen. Interessant ist eher, weshalb viele Frauen offenbar die Orgasmuslüge bevorzugen und auf ihre eigene Befriedigung im Bett verzichten. Auch ich und die meisten meiner Freundinnen haben schon Orgasmen vorgetäuscht. Nicht nur einmal, sondern ungezählte Male. Einigen Männern, mit denen ich länger liiert war, habe ich irgendwann die Wahrheit gesagt und ihnen erklärt, dass ich »nur« den klitoralen Höhepunkt kenne, aber trotzdem nicht auf den Beischlaf mit ihnen verzichten will. Bei meinen Ex-Partnern zog diese Offenheit regelmäßig Enttäuschung und/oder Unglauben nach sich. Meist suchten sie nach Gründen für meine fehlende »vaginale Orgasmusfähigkeit«, die es im medizinischen Sinn ja gar nicht gibt. Anschließend erzählten sie mir, dass ihre Ex-Partnerinnen sich nie bei ihnen beschwert hätten. Das alte Lied halt ...

Angeblich gibt es laut »Fit For Fun« zwölf verschiedene Arten der sexuellen Krönung, angefangen von der klitoralen Befriedigung bis zum analen Orgasmus. Ich muss gestehen, dass mir all diese Sensationen fremd geblieben sind und ich auch die U- und A-Punkte in mir noch nicht entdeckt habe. Schade eigentlich, aber ich glaube, es gibt Schlimmeres.

In uferlosen Laberyoga-Runden haben Else und ich genauer ergründet, warum die Orgasmuslüge bis heute salonfähig ist.

Else: Nehmen wir mal an, eine reife Ü50-Lady ist frisch verknallt und landet zum ersten Mal im Bett mit ihrem hotten Lover. So eine fühlt sich auf einmal wie 20 und steigert ihre Lust, indem sie ihrem Mr. Big etwas vormacht. Sie verwandelt sich in die Königin der Nacht und stöhnt ihm in der Hitze des Gefechts eine ganze Arie aus Mozarts Zauberflöte vor – so lange, bis die Nachbarn sich beschweren. So etwas ist doch ganz natürlich und eine echte Win-win-Situation. Sie spielt ihm etwas vor, weil er scharf auf ihre Lust ist. Und ihre Lieblingsdroge ist das Begehrtwerden – darum entscheidet sie sich für die Orgasmuslüge. Müssen wir ihr das etwa übelnehmen?

Ich: Nein, in diesem verwirrten Stadium der Liebesblödigkeit nicht. Aber stell dir Folgendes vor: Eine Frau lebt seit einer gefühlten Ewigkeit mit ihrem Mann zusammen und hat weder Bock auf Sex noch auf eine langwierige Diskussion darüber, warum sie keine Lust hat. Wie erklärt sie ihrem Herzbuben nach Jahrzehnten, dass sie ihm in Sachen Orgasmus seit dem ersten Mal, als sie für ihn die Königin der Nacht spielte, etwas vorgemacht hat? Das ist doch viel zu kompliziert! So eine Frau entscheidet sich auf jeden Fall für die Orgasmuslüge – schon allein aus logistischen Gründen. Denn aus so einer Nummer kommt sie ja gar nicht mehr raus.

Else: Schiff versenkt! Sich wie Kim Basinger zu fühlen, meinetwegen auch nur wie Basinger in der B-Version, macht manchmal einfach mehr Spaß, als der Realität ins Auge zu sehen. Darum machen Frauen Männern im Bett bis heute etwas vor – und müssen ihre Orgasmuslügen streng genommen auch nach außen hin verteidigen – weshalb einige sogar ihrer besten Freundin keinen reinen Wein einschenken. Apropos ...

Ich: Else, du willst jetzt nicht ernsthaft über meine Orgasmusprobleme reden – oder?

Else: Das Problem liegt in der Natur der Sache: Es ist nun mal der reinste Abturner, deinen Lover in der Hitze des Gefechts in eine langatmige Diskussion darüber zu verwickeln, wo dein Lustzentrum sitzt, und ihm zu erklären, dass er ... na ja ... total danebenliegt.

Ich: Klar, da ist es weitaus sexier, ihn für den Augenblick in dem Glauben zu lassen, dass er der Größte ist. Um das eindringlich zu demonstrieren, stöhnst du noch lauter als Meg Ryan in *Harry und Sally* und freust dich so sehr darüber, dass er kommt, dass du dir am Ende einbildest, du hättest selbst das geilste High deines Lebens gehabt. Dabei leidest du nur krass am Stockholm-Syndrom.

Else: Du darfst nicht vergessen, dass es in langjährigen Partnerschaften darum geht, den Burgfrieden zu wahren. Das ist wichtiger als Einbildung.

Ich: Andererseits könnte eine Frau in so einer Situation auch aktiv für Abwechslung sorgen. Männer stehen zwar nicht auf Gespräche beim Sex, aber auf Dirty Talk. Und wenn er mit seinen Gichtgriffeln wieder voll daneben grapscht, könntest du ihn doch in einen hotten Talk unter dem Motto *Kfz-Spezia-*

listen im Einsatz verwickeln. Männer in unserem Alter stehen doch auf alles, was mit Werkstatt zu tun hat. Du sagst ihm also, dass es schon immer deine heißeste Fantasie war, in einem ölverschmierten Autohaus einem fingerfertigen Mechaniker mit Dreitagebart zu begegnen.

Else: *Süßer, ich glaube, mein Zündschloss ist kaputt. Kannst du mal nachschauen* ... Und dann machst du ihm vor, wie es richtig geht ... Die Idee melden wir morgen beim Patentamt an! Männer haben immer ein offenes Ohr für Technik.

Ich: Bevor ich Werkstattgespräche mit meinem Lover führe, spiele ich ihm lieber für immer die Königin der Nacht vor. Das ist auf lange Sicht aufregender.

Else: Die hammerharten Gespräche musst du mit deinem Süßen natürlich abends führen, nach dem dritten Glas Campari-O. Und dann geht es nicht um die Mechanik, sondern um die Psyche. Damit fängt es an, damit hört es auf. Ende der Durchsage.

Ich: Bei so einem Gespräch landest du immer bei der Männer-Frauen-Dichotomie: Männer sind eigenständig und unabhängig. Denen musst du nie im Leben irgendwas erklären, die wissen von Geburt an alles – auch über die Klitoris. Und Frauen haben Passivität mit der Muttermilch aufgesogen und erfüllen erst mal seine Wünsche, bevor sie selbst dran sind. Am Ende wissen sie gar nicht mehr, was sie am Anfang eigentlich wollten, und verzichten selbstlos auf den eigenen Orgasmus. Hauptsache, der Alte lässt sie endlich in Ruhe.

Else: Sie überlässt ihm die Führung, was am Anfang noch prickelnd ist. Auf Dauer funktioniert ihre Passivität aber so wenig wie ein Überbrückungskabel, das dem Motor pausenlos Starthilfe geben soll.

Ich: So. Nun reicht es aber mit unseren Werkstattgesprächen. Ich will jetzt in die Disco.

Else: ... und nach 20 Jahren in ehelicher Gefangenschaft erfolgt urplötzlich die krasse Umwertung aller Werte: Dein Lover, den du einst so heiß gefunden hast, weil er so dominant wirkte, ist in deinen Augen nur noch ein egoistisches Arschloch. Und warum? Weil du ihn immer befriedigt hast, umgekehrt aber nichts von ihm kam. Und warum hast du nichts bekommen? Weil du nicht den Schneid hattest, ihm zu sagen, wo deine Klitoris sitzt. Und warum hast du das nicht getan? Weil du passive Vollhorstin es verpeilt hast, ehrlich zu sein! Und wenn du ihm dann heute – nach 20 Jahren – an einem besonders schlechten Tag wieder einmal mit all deiner passiv-aggressiven Art begegnest und ihn von der Seite anfauchst, dass er das Geschirr nicht richtig in den Spüler stellt, wunderst du dich im nächsten Moment darüber, dass er dich eine alte Zicke nennt und nicht erkennt, wie fürsorglich und hingebungsvoll du dich für ihn aufgeopfert hast.

Ich: Ich glaube, ich muss kotzen ... Nun wissen wir, warum alte Menschen kaum noch Sex haben. Weil wir nämlich alle an der Orgasmusfrage gescheitert sind. Weil wir irgendwann keine Lust mehr auf Lügen im Bett hatten und lieber zu anderen Mitteln gegriffen haben.

Else: Wenigstens lässt die moderne Technik uns nicht im Stich!

Ich: Prost, Madame! Darf ich fragen, ob Sie es heute noch treiben – und wenn ja, wie oft?

Else: Am Arsch die Räuber.

Ich: Selber.

To be continued …

KAPITEL 5

WIR FRAUEN

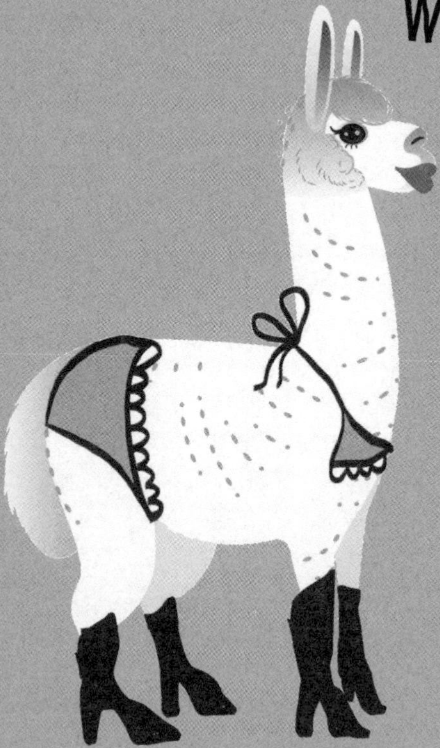

STRAFFENDES LESELIFTING FÜR FRAUEN, DIE GEKOMMEN SIND, UM AUF DEM DANCEFLOOR ZU BLEIBEN

Was wir Frauen in der Mitte unseres Lebens (nicht mehr) wollen und was Sex damit zu tun hat

Im Zuge der Debatte über alte weiße Männer und den Feminismus 2.0 ist wieder viel über Emanzipation und das Verhältnis zwischen den Geschlechtern die Rede. Doch was mir als Best Agerin bei all den Fragen über Wokeness und Genderfluidität zu kurz kommt, sind die Stimmen jener Frauen, die wie ich in der Mitte des Lebens stehen, die aber niemand zu beachten scheint. Zum einen liegt dies womöglich daran, dass die meisten von uns glauben, dass ab Kapitel 50 ja praktisch nicht mehr viel passieren kann. Das Wesentliche ist doch längst getan, erledigt. Die Geschwister Leidenschaft und Libido haben sich weitgehend verkrümelt, die (fast) erwachsenen Kinder ebenfalls. Zur (großen) Karriere hat es nicht (ganz) gereicht – falls doch, läuft der Laden. Business as usual.

Wir wursteln so vor uns hin, und dass der Zustand der Vorverkrustung noch nicht gänzlich erreicht ist, zeigt sich allenfalls nachts, wenn unser jugendliches Ich, das auch in uns mittelalten Frauen noch zu oft aufbegehrt, von wilder Liebe träumt. Tagsüber plagt uns dann wieder die Scheidentrockenheit und wir schlüpfen in diesen beigefarbenen Mantel, den sonst nur Rentner mit Hut tragen. Anders lässt es sich jedenfalls nicht erklären, dass die anderen auf der Straße durch uns hindurchstarren, als wären wir unsichtbar.

Früher – mit Anfang 20 – standen wir im Mittelpunkt. Frauen, die damals so alt waren wie wir jetzt, schauten uns neugierig an und wollten wissen, was wir aus unserem Leben machen möchten. Heute hat sich das Blatt gewendet. Als sei das Leben eine Heldenreise, die mit Mitte 40 abrupt stoppt, interessiert sich nur noch selten jemand für unser Schicksal. Warum auch, denn die meisten von uns reiben sich im Alltag auf, bemühen sich um ihre mürrischen Kids oder kümmern sich um ihre Eltern. Plötzlich sind wir diejenigen, die die Fragen stellen. Nur erhalten wir keine passablen Antworten. Weder von den starrsinnigen 80-Jährigen noch von den 20-Jährigen, die auf ihr Handy starren und uns rätseln lassen, ob die junge Generation überhaupt noch einen »Teen Spirit« hat, einen, wie wir ihn früher in uns fühlten, als Kurt Cobain noch lebte.

Die Tatsache, dass wir älteren Ladys es meist den anderen überlassen, große Reden zu schwingen, ist vielleicht einer der Gründe, warum die Frage, was Frauen in der Mitte ihres Lebens eigentlich wollen, immer noch im Dunkeln liegt. Was bewegt uns? Haben wir noch Sex, obwohl sich die meisten von uns kaum noch im Bikini ins Schwimmbad trauen?

Interessehalber habe ich nach Stichworten zum Thema gegoogelt und fühlte mich danach verdammt alt. Denn nimmt man das Internet als Gradmesser dafür, was eine typische Best Agerin ausmacht, lässt sich ihr Leben auf folgende Schlagwörter reduzieren:
Bauch.
Abnehmen.
Gewicht.
Bin ich mit 50 noch attraktiv?
Wechseljahre.
Hormone.

Warum habe ich keine Lust auf Sex?
Falten.
Schlafstörungen.
Probleme.
Frisur.
Welche Singlebörsen für Ältere gibt es?
Schminken.
Kann man mit 50 noch mal neu anfangen?

Auch sonst sieht es aschfahl aus mit dem öffentlichen Bild, das von uns gezeichnet wird. Die Krönung sind antiquierte Geschenkbücher mit »kecken« Sprüchen wie *»Graue Haare, nettes Wesen, 50 Jahre wirst du, alter Besen«*, garniert mit Illustrationen, auf denen Frauen im Pyjama zu sehen sind: in dicken »Wohlfühlsocken« und mit zerzausten Haaren sowie einer Tasse Tee in der einen und einer Wärmflasche in der anderen Hand. Danke auch, sehr witzig!

Neben diesem Bild der leicht verlotterten und vor sich hin kränkelnden Bridget Jones existiert auf der anderen Seite die Vision der modernen Superfrau, einer eierlegenden Wollmilchsau, die einfach alles unter einen Hut bekommt: Mann, Kinder, Haushalt, Karriere – und Extras wie eine stylishe Performance als hippe Influencerin. So verteufelt sexy, wie diese Superfrau ist, trägt sie natürlich Prada und hat mit Problemen, wie sie in der »Apotheken-Umschau« beschrieben werden, so viel zu tun wie Helmut Kohl mit Veganismus.

In Wirklichkeit hat zweifellos jede Frau andere Vorstellungen vom richtigen Leben. Die deutsche »Vogue« schrieb 2018 anlässlich des 20. Geburtstags der TV-Serie »Sex And

The City«, dass Frauen heutzutage eher wie Miranda Hobbes sein wollen und nicht mehr wie Carrie Bradshaw. Demnach würden Frauen lieber ein selbstbestimmtes Leben führen und das ganze Paket haben wollen – Karriere, Kinder und einen beständigen Partner an der Seite. Carrie hingegen, die Single-Frau, die ständig in irgendwelche Männergeschichten verstrickt ist und von Mr. Big träumt, sei kein Vorbild mehr wie Ende der 90er-Jahre.

Tatsächlich gibt es aktuelle Studien, die diese Aussage bestätigen und zeigen, dass junge Frauen ab 30 heute das Modell einer ebenbürtigen Partnerschaft favorisieren, in der die Work-Life-Balance stimmt. Doch auch wenn das Verhältnis zwischen dem Job und privaten Bedürfnissen ausgeglichen ist, heißt das noch lange nicht, dass langjährig liierte Paare sich auch in Sexfragen einig sind.

»Ist Sex im Alter ein Mythos?«, würde Carrie sich in diesem Zusammenhang fragen und eine Glosse schreiben. Ihre Erfinderin, die Autorin Candace Bushnell, gab in einem Interview mit dem Redaktionsnetzwerk Deutschland (RND) eine spannende Antwort: Dass es nämlich nicht am Alter liege, wie oft man in der Woche Geschlechtsverkehr habe, sondern an der sexuellen Veranlagung, die bei jedem anders ausgeprägt sei: »Wenn man eine sexuelle Person ist, dann wird man auch weiter Sex finden – egal, wie alt man ist. Leute, die nicht so sexuell sind, die werden, auch wenn sie älter werden, eben weniger sexuelle Erfahrungen machen«, so Bushnell. Mit anderen Worten: Frauen lassen sich – ebenso wenig wie Männer – über einen Kamm scheren.

Was meine Freundinnen und ich wirklich wollen

Was Wünsche und Ziele angeht, brauchen auch meine Freundinnen und ich mehrere Kämme zum Scheren. Jede von uns will etwas anderes – aber häufig treffen wir uns in der Mitte.

Else und ich kennen uns seit Kindertagen. Müsste ich ihr eine Rolle in »Sex And The City« zuweisen, wäre sie Samantha – auffällig und attraktiv. Ihr Männerverschleiß ist nicht annähernd so hoch wie der von Samantha. Dennoch hat sie eindeutig einen Schlag beim starken Geschlecht. So laut, wie sie sich nach außen geben kann, so unsicher und verstimmt reagiert sie auf die Veränderungen, die das Älterwerden mit sich bringt. Die Tatsache, dass wir – körperlich betrachtet – unseren Zenit längst überschritten haben und keine Chance besteht, jemals wieder so straff zu werden wie in unseren besten Jahren, pisst sie genauso an wie mich. Dass weder der beste Chirurg der Welt noch ein beineisenhartes Fitnessprogramm Abhilfe gegen den körperlichen Verfall schaffen können, empfinden wir als bodenlose Frechheit. Zwar gibt es auf diesem Planeten ältere Frauen wie Iris Berben, die auch hochbetagt noch rattenscharf aussehen. Doch Kniespeck und ausgelappte Ellenbogen kann man sich mit dem Argument, dass ältere Rasseweiber keine bloße Chimäre sind, auch nicht schönreden, geschweige denn schöntrinken. Außer dieser Petitesse hat Else ein klares Ziel vor Augen: Ihre zweite Lebenshälfte soll besser werden als die erste. Sprich: Sie plant Größeres für die Phase nach ihrer Postpubertät.

Meine Freundin Bärbel stiefelt zierlich und stoisch durchs Leben, wobei der Begriff »stiefelt« keine Untertreibung ist. Aktuell leidet sie an Haarausfall, zeigt ihrem abnehmenden Östrogen-Spiegel aber tapfer, wer die Chefin im Haus ist, nämlich sie. Haarausfall? Das wäre der Supergau für mich. Bärbel macht zwar auch keine Luftsprünge. Sie hat aber fast immer ein praktisches Rezept zur Hand, um einem Problem gar nicht erst den Raum zu geben, den es scheinbar verlangt. In diesem Fall ist es schlicht und ergreifend die richtige Kämmtechnik. Und davon können Männer ab 50 ja auch oft ein Lied singen – also von der richtigen Kämmtechnik.

Da ein Problem jedoch selten allein kommt, wird Bärbel auch noch von sturzbachartigen Regelblutungen heimgesucht, natürlich immer dann, wenn sie nicht damit rechnet. Doch auch für diesen Umstand hat sie vorgesorgt und stets ein paar Tonnen Binden und Tampons parat, versteckt in den geheimsten Winkeln ihrer Handtasche.

Lösungsorientiert geht es auch in ihrer Partnerschaft zu. Sex gehört für sie wie Essen, Trinken und Schlafen zu den Grundbedürfnissen. Das heißt: Frau hat ihn und macht keinen großen Firlefanz darum. Frau kann auch jederzeit offen darüber reden – und zwar ohne anzügliche Witze. Ich bewundere Bärbel dafür, dass sie sich kaum von romantischen Grillen einlullen lässt, und auch dafür, wie elegant sie – allen Widrigkeiten zum Trotz – altert. Wollen muss sie gar nichts: Sie hat längst das, was sie möchte. Sie wünscht sich nur, dass ihre Beschwerden wieder besser werden.

Paula ist aus anderem Schrot und Korn: Sie ist immer noch mit der Entdeckung ihrer Qualitäten als attraktive Ü50-Lady beschäftigt. Seit die Wechseljahre bei ihr anklopfen, kommt alles in Fluss. Paula hat einen neuen Job, der sie fordert, und schon wieder einen anderen Liebhaber, der sie ebenfalls fordert und fördert. Paula ist nicht mehr die Frau, die ich einst kennengelernt habe. Sie schillert in allen Farben.

Einen anderen Weg hat Britta eingeschlagen. Sie ist Mitte 50, und die Wechseljahre liegen hinter ihr. Sie leidet allerdings immer noch an Schlafstörungen und nimmt diesen Umstand so stoisch hin wie eine unabänderliche Naturkatastrophe. Auf sexuelle Ausschweifungen ist Britta noch nie scharf gewesen. Den letzten Geschlechtsverkehr hatte sie vor mehr als 25 Jahren. Dass sie ihn vermisst, habe ich noch nie von ihr gehört.

Wie Britta wandele auch ich auf dem Single-Bells-Pfad und bin als Postpubertierende streckenweise noch immer auf der Suche nach meiner Identität: »Weiblich, ledig und jung« – das hört sich toll an. Aber sobald sich das Wörtchen »mittelalt« dazwischen mischt, ist es nicht mehr so prickelnd. Wo soll ich mich einordnen zwischen »unabhängige Ü50-Lady« und »abgetakelte Studio-54-Oma«? Oder sind solche Kategorien total überflüssig?

Klar ist: Ich bin ein Produkt aus dem letzten Jahrtausend und verhalte mich manchmal wie Oma, die alte Umweltsau. Ich fahre noch Auto, ein Relikt einer aussterbenden und von Männern dominierten Welt, in der auf Pferdestärken als Maßeinheit gesetzt wurde. Manchmal esse ich Fleisch und habe kein schlechtes Gewissen. Oldschool wie ein alter Herrenwitz von Fips Asmussen ist auch mein Flirtverhalten: Manchmal kokettiere ich mit meinem Alter, wie es sonst nur Sugardaddys tun, und schäme mich nicht mal dafür.

Auch sonst stehe ich neuerdings zu meinen Schwächen – auch eine leichte Schwäche für Ü50-Sex gehört dazu. Ü50-Sex genießt in unserer Gesellschaft nicht gerade den besten Ruf, deshalb wird auch nicht so oft über ihn gesprochen. Es gibt ihn aber – er ist kein rosafarbenes Einhorn. Viele Menschen über 50 »tun es«, denn Erotik hört ab einem bestimmten Alter nicht einfach auf zu existieren. Auch reife Frauen mit Orangenhaut haben ihren Spaß daran!

Nicht nur 20-Jährige machen alberne Sachen, wenn sie rollig sind. Auch der mittelalte Prinz Charles und seine einstige Geliebte Camilla Parker Bowles haben Ende der 80er-Jahre erotische Fantasien ausgetauscht, die närrisch anmuten. Dass er ihr damals am Telefon verriet, er wäre gerne ihr Tampon, also gerne immer in ihr drin, war ein royaler Skandal, der die beiden in Verruf brachte. Heute schert das keinen mehr. Charles ist *»King Charles III, by the Grace of God, Defender of the Faith«* und Camilla seine Königsgemahlin – Tampon hin oder her.

Warum Frauen und Männer mit 50 oder 60 auf einmal weniger kindsköpfig unterwegs sein sollten als Charles und Camilla in ihren 40er-Jahren, erschließt sich mir nicht. Ältere Menschen, egal ob schwarz oder weiß, verlieren ja auch nicht von einem Tag auf den anderen ihren Humor, nur weil ihnen auf einmal ein paar graue Haare wachsen, meinetwegen auch im Schambereich. Dass die heutigen Generationen von X bis Z immer noch so verklemmt mit dem

Thema Sex im Alter umgehen, obwohl die sexuelle Revolution mehr als 50 Jahre hinter uns liegt, ist überflüssig wie ein Kropf. Middle, Best und Golden Ager leben nun mal nicht sexuell enthaltsam wie einst Papa Ratzinger. Dass ihre primären und sekundären Geschlechtsteile womöglich schon etwas tiefer hängen, tut nichts zur Sache und außerdem nicht weh.

Sex oder heute lieber Schokolade?

Lust und Erotik aus weiblicher Sicht

Sex oder lieber was Süßes? Im Kreis meiner Freundinnen führt diese Frage regelmäßig zu angeregten Diskussionen. Je nach Stand der Hormone haben wir mittelalten Ladys unterschiedliche Meinungen zum Thema. Nur für Britta ist die Sache klar wie Kloßbrühe: »Auf Geschlechtsverkehr kann ich verzichten, aber nicht auf Schokolade«, lautet ihre Devise. Sie hat seit Ewigkeiten keinen Sex mehr gehabt und die »Juckelei« einfach satt. Das erotische Feld ist für sie ein brachliegender Acker, und sie hat keine Ambitionen, diesen Umstand zu ändern, auch nicht, wenn sie eines Tages in Rente geht.

Meine Freundin Bärbel braucht beides – Süßigkeiten und Sex – und bekommt es auch regelmäßig serviert wie ein Schulkind seine Pausenstulle: Ihr Mann ist nämlich leidenschaftlicher Koch *und* Liebhaber in Personalunion.

Bei Paula und Else fallen die Kurse schwankender aus. Paula will Sex, aber nicht mit jedem – und schon gar nicht mit ihrem Mann. Sie erteilt ihm Körbe, sobald er sie umgarnt, und nutzt Schokolade als Waffe, um ihn mit süßen Verführungen langfristig außer Gefecht zu setzen. Dabei nutzt sie seine größte Schwäche geschickt aus: Er kann einfach nicht Nein sagen, erst recht nicht, wenn sie ihm Tiramisu vorsetzt. »Gnadensex sucks«, das ist ihre Devise. So hält sie ihren Süßen mit diesem listigen Kniff auf Abstand und hat praktischerweise mehr Zeit für Wellness und ihren aktuellen Liebhaber.

Anders liegt die Sache bei Else, die mit ihrem Seelenpartner Lutz liiert ist. Jahrzehntelang lag er ihr zu Füßen, was

Else nicht daran hinderte, andere Männer anzuflirten. Seit Lutz aber stärker mit den Modalitäten seiner Andropause beschäftigt ist als mit Else, ist ihr Interesse an ihm neu entflammt. Die zwei haben schon lange nicht mehr miteinander geschlafen, und sie sehnt sich nach Bestätigung. Sie will erleben, dass sie für ihn noch immer die Nummer eins ist. Doch bei Lutz ist der Herbst in der Hose angebrochen.

Die Probleme, die Paula und Else umtreiben, sind für mich böhmische Dörfer. Als flirthungriger Single geht mein Peilsender automatisch an, sobald ich einen attraktiven Mann in meinem Alter erblicke. Ist doch logisch: So etwas kommt nicht oft vor. Die bloße Aussicht auf knisternde Erotik ist für mich also mehr wert als ein Riegel Duplo, der an jeder Ecke zu haben ist.

Die Frage, ob für eine Frau Sex oder Schokolade überlebenswichtig ist, ist also vom jeweiligen Standpunkt abhängig: Eine Lady, die ihr Leben praktisch gesehen in trockene Tücher gebracht hat, wird es nicht mehr täglich für nötig halten, für etwas zu brennen, das – rein sachlich betrachtet – nicht länger als fünf Minuten dauert, rechnet man das Vorspiel mit ein. Das ist verständlich. Verrenkungen im Bett zu machen ist halt nicht jederfraus Sache. Für andere wiederum ist das Begehrtwerden immer noch die Lieblingsdroge.

Während mittelalte und gebundene Männer in diesem Fall gerne dem Prinzip »Wisch und weg« vertrauen und heimlich in heruntergekommenen Datingportalen auf eine Gelegenheit zum Seitensprung lauern, bevorzugen gleichaltrige Frauen häufig die gemütliche Variante: Sofa plus Netflix. Der Hunger auf Erotik lässt sich nämlich auch befriedigen, ohne gleich handgreiflich zu werden, wofür – bitte schön – gibt es sonst Liebesfilme aus den 80er-Jahren? Sinnlich fast zu verbrennen – das geht auch ohne Partner ganz lässig beim Abhängen vor der Glotze. Das Gute an der eigenen Fantasie ist nämlich, dass sie a) frei ist und sich b) unabhängig von äußeren Umständen bewegen kann. Entfacht wird sie durch typische Schmacht- und Triggermomente.

Welche Ü50-Lady kennt das nicht: Sie sieht diese eine Szene in »Ein Offizier und Gentleman« mit Richard Gere und Debra Winger, wo sie in Nahaufnahme zu ihm sagt: »Du hast doch sicher irgendwo ein Mädchen, Spaghetti-Mayo?« Und er antwortet: »Nein. Ich bin auch nicht auf der Suche nach einem.« Als sie ihn daraufhin eindringlich ansieht und fragt: »Wonach bist du auf der Suche?«, macht er eine kurze Pause und schaut ihr tief in die Augen, bevor sein Blick an ihrem Mund hängen bleibt ... Rumbums! Für viele Ladys reicht so ein Moment, um a) entweder in Ohnmacht zu fallen oder b) sich den ultimativen Orgasmuskick zu holen.

Andere brauchen härteren Stoff, also Filme für intellektuelle Tiefflieger wie »9½ Wochen«. Ich erinnere mich noch genau, wie scharf meine damals 16-jährige Freundin Kordula auf Mickey Rourke war, als der noch nicht aussah wie ein umgekippter Brennholzstapel. »9½ Wochen« war für uns damals eine Vorversion von »Fifty Shades of Grey«. Sprich: Es ging um geheimes Verlangen, um Eiswürfel auf nackter Haut und SM-Praktiken für den Hausgebrauch. Unglaublich verrucht!

Heute mag das für Frischgeschlüpfte anmuten wie eine billige Longdrink-Werbung oder ein Pornofilm, in dem Armin Laschet mitspielt. Aber damals war das *High Fashion*, und ich kenne nicht wenige in meinem Alter, die irgendwie in dieser Zeit hängen geblieben sind und glauben, »9½ Wochen« sei immer noch *State of Art* in Sachen erotisches Vergnügen. Und die werden nun mal richtig heiß bei dieser einen Striptease-Szene mit Kim Basinger, als sie ihre Hüllen fallen lässt, während Mickey Rourke ihr zuschaut, sich dabei Chips reinschaufelt und Joe Cocker im Hintergrund aus den Boxen »You Can Leave Your Hat On« knötert. Solche in jungen Jahren eingebrannten Triggermomente wirken nach – und da ist es auch kein Wunder, wenn eine Frau – ohne Berührung – kommt, sobald Cocker losröhrt wie ein brünstiger Hirsch.

Aber weil sich das Verlangen nach erfülltem Sex, der mindestens so schön ist wie der junge Richard Gere, mit 80er-Jahre-Schmonzetten bloß kurzfristig narkotisieren lässt und eine Schnulze wie »Endlose Liebe« nun mal auch nicht ewig dauert, wachen wir Best Agerinnen wieder nüchtern auf und versuchen uns geschickt von der Tatsache abzulenken, dass 1980 auch schon wieder 40 Jahre her ist. Peu à peu rückt eine neue Problemzone ins Bewusstsein, die sich kaum noch leugnen lässt: der Körper und seine nachlassende (Spann-)Kraft. Es beginnt meist harmlos und nicht bezogen auf ein Objekt namens Body. Auf NDR 1 spielen sie auf einmal Anne Clark und nicht mehr Heino. Das Radioprogramm, das früher Opi gehört hat, ist jetzt also für uns gemacht. Logisch – warum schalten wir sonst ein?

Im nächsten Schritt folgen schlimme Schocksekunden. Uns wird nämlich klar, dass sie alle schon tot sind: Prince! Amy Winehouse! Und Andy Fletcher! Was soll denn – bitte schön – jetzt noch kommen?

Irgendwann, nachdem wir alles versucht haben, um den Fokus nicht auf die eigenen Gebrechen zu lenken, stehen wir nackt in der Umkleidekabine und blicken betreten in den Spiegel: Meine Fresse, sind wir alt geworden! Nach einem Schockmoment schauen wir etwas genauer hin, genauer, als ein Mann es jemals tun würde. Wir heben die Arme, betasten die schlaffe Haut, drehen uns um die eigene Achse, begutachten den Po und die Orangenhaut an den Beinen. Anschließend überprüfen wir, ob mit dem Spiegel irgendwas nicht in Ordnung ist, und gucken, was mit den Lichtverhältnissen los ist. Lampen, die direkt von oben leuchten, sind einfach scheiße! Welcher Idiot hat die angebracht, verkaufstechnisch muss der eine totale Niete sein! Verärgert schauen wir ein zweites Mal genauer hin, und da – Hilfe! – starren sie uns förmlich an: Truthahnhals und Pinocchio-Mund, Winkelarm, Erdbeerkinn und Pflasterstein-Relief. Warum bedrohen die uns auf einmal? Wenn das so weitergeht, können wir in ein paar Jahren Bundeskanzlerin werden, verwerfen den Gedanken aber schnell wieder.

Nein, besser wird es nicht mehr, jedenfalls nicht mit diesen alten Knien. Und Sommerkleider sind auch vollkommen überbewertet, die brauchen wir doch gar nicht – es regnet eh immer in Deutschland! Wütend verlassen wir den Laden, und uns kommt das verbotene Wort in den Sinn: Botox! Hatte die Cousine nicht neulich was von einer Freundin der Freundin erzählt, deren Bekannte ganz begeistert von ihrer ersten Hyaluronspritze in einer Beauty-Farm war? Wir sind verwirrt. Wörter purzeln unkoordiniert durch unser Hirn: Lysin, Kollagen, Faszien ... Und was war noch mal mit Pilates – wirkt das?

Am Ende hilft alles nichts, denn wir können seit diesem Umkleidekabine-Trauma nicht mehr länger verdrängen, dass das Älterwerden auch uns betrifft. Aber was ist zu tun, um diesen Prozess ein wenig auszubremsen oder wenigstens »positiv zu begleiten«, wie unsere Therapeutin immer sagt? Theoretisch gesehen sind wir für Body Positivity und Women's Empowerment. Theoretisch betrachtet verdammen wir den Beauty-Terror auf Instagram und finden es gut, dass Frauen nicht makellos sind und Falten haben. Wir würden sogar auf die Straße gehen, um mit einem Plakat in der Hand für mehr *Vielfaltigkeit* abseits genormter Schönheitsideale zu demonstrieren. Doch praktisch gesehen wollen wir persönlich nichts damit zu tun haben, also mit der Vielfaltigkeit an uns, da möchten wir die biologische Uhr doch gern zurückdrehen.

Da das nicht funktioniert, steht eine kniffelige Frage im Raum: Wie entfacht eine ältere Lady weiterhin das Begehren potenzieller Geschlechtspartner? Wie gelingt es ihr, auch ohne Photoshop-Filter noch als B-Version von Kim Basinger durchzugehen – jedenfalls bei Kerzenlicht? Obgleich wir oft lieber Schokolade essen, statt uns im Bett zu verrenken, wollen wir beim »Game of Love« noch eine Weile mitspielen. Beziehungsweise selbst entscheiden, wann wir aussteigen und nicht mehr über Los gehen.

Was können wir also machen? Über diese Frage diskutiere ich in heiteren Runden regelmäßig mit meinen Freundinnen – nur nicht mit Britta, die sich in diesem Punkt ja vor mehr als 25 Jahren elegant aus der Affäre gezogen hat. Vielleicht war das nicht ihre schlechteste Entscheidung.

»Back to the 80s« ist auch keine Lösung, aber eine Wellness-Kur: Der Soundtrack deiner Jugend

Liebe Ü-irgendwas-Leserin!
Jetzt lass den ganzen Ballast mal hinter dir – mögen es nun sackgesichtige Männer in der Andropause sein oder deine unruhigen Beine. Gönn dir was und sei immer öfter lieb zu dir – nur so lässt sich die Welle der zweiten Pubertät reiten. Und wenn du wieder einmal kurz vor dem Nervenzusammenbruch stehst und deine Rosazea raumgreifend glänzt, dann atme tief durch und denke zurück an deine schönsten Jugendsünden der 70er-, 80er- und 90er-Jahre!

Denn wenn sonst nicht mehr viel geht, gibt es doch einen wirksamen Trick, um überschüssige Energie in positive Vibes zu verwandeln: Erinnere dich an das Gute – und du wirst innerlich und äußerlich leuchten. Erinnerung ist die schönste aller Drogen, wenn frau keine echten mehr nehmen darf. Zieh deine neonfarbenen Jazzdance-Stulpen an, stell dich vor den Spiegel und den Ghettoblaster an, und dann starte deinen individuellen **Highway To Heal Yourself**! Yes – die Fete, Teil drei, geht immer noch weiter! Auf geht's mit dem Soundtrack deiner Jugend. Lass die Popkultur-Revue beginnen, hotte ab und erinnere dich an eine Zeit, als dir Reifeprüfungen noch bevorstanden.

Licht aus, Spot an!
In der ersten Phase deines Lebens war der Plattenschrank deines Vaters deine wichtigste Bezugsquelle, um an neuen

Musikstoff zu gelangen. Sobald du als Halbbaby halbwegs laufen konntest, bist du täglich wie ein besoffener Tanzbär auf der Suche nach Honig zu dieser Schatzkiste getorkelt, um an neuen LPs zu schnüffeln. Das Reservoir war schier unerschöpflich, und von der Qualität her gab es für dich keine Unterschiede. Ob Kraftwerk oder Peter Maffay – für dich war jeder Song von Relevanz, sofern du dazu rumhopsen konntest. Deine Busenfreundin Angela und du – ihr wart tief von dem Baccara-Stomper »Yes Sir, I Can Boogie« beeindruckt und habt heimlich im Zimmer die sexy Performance des Frauenduos imitiert: in Muttis Unterwäsche. Passend zu eurer eigenwilligen Choreo habt ihr mit Omas Toupet rumgewedelt. Ideologische Gräben gab es damals noch nicht, ihr wart schließlich noch nicht in der Pubertät!

Als du zehn Jahre alt wurdest, trat unerwartet der Rock 'n' Roll in Gestalt von Shakin' Stevens in dein Leben. Ja, Shakin' Stevens ist Elvis für Arme, aber für dich und deine damalige Busenfreundin Christina war er DIE Lichtgestalt. Im Flur habt ihr zu seiner Mucke Rock 'n' Roll getanzt: Du als Mann und sie als Frau. Von da an hast du jahrelang keine einschlägige Musiksendung mehr verpasst und wie gebannt vor der Flimmerkiste gesessen, wenn Quasselstrippen wie Dieter Thomas Heck (»Klaus, fahr ab!«) und Ilja Richter (»Licht aus! Spot an!«) Formate wie die »ZDF-Hitparade« moderierten.

Und dann – plötzlich – hatte die Neue Deutsche Welle Deutschland fest im Griff. Im Tante-Emma-Laden deines Vertrauens hast du dich regelmäßig mit neuen Zeitschriften eingedeckt. Darin stand alles über coole Bands wie Duran Duran und Abtrünnige wie Modern Talking. Dieter Bohlen und Thomas Anders waren für dich der Inbegriff von Peinlichkeit. Bohlen konnte zwar eins und eins zusammenzählen, dieser geldgeile **#+_*, aber sonst konnte der gar nichts! Nur gesichtslose Maden hörten Songs wie »Cheri, Cheri Lady«, aber du doch nicht! Du hast dir das Gequäke noch nicht mal heimlich angehört, erzählst du der Menschheit bis heute.

Während Thomas und Dieter sich öffentlich über Geld und Nora stritten, hast du mit deiner damaligen Busenfreundin Bettina eure Mädchenmusik-Phase eingeleitet. Das heißt, ihr saßt im Zimmer, habt Sade gehört und Erdbeertee mit ganz viel Zucker getrunken. Dazu habt ihr in der neuesten Ausgabe der »Cosmopolitan« geblättert und über den aktuellen Leitartikel diskutiert: »Orgasmusprobleme« – ein brandheißes Thema für 14-Jährige.

In Stalinorgelgewittern

Die 80er – deine Reifezeit. Ab jetzt musstest du keine hässlichen Schlaghosen mehr tragen. Stattdessen ging es weiter mit geschmacklosen Föhnfrisuren, Tigerleggins und Plastikklamotten in Hustensaftfarben. Ojemine, die Stylepolizei hatte sich verkrochen, und du musstest auf Nenas Achselhaare starren. Deine frühen »Bravo«-Jahre lagen hinter dir. Mittlerweile war gehobene Literatur dein Metier – zum Beispiel die Mädchenzeitschrift »Mädchen«. Seit du deinen ersten Kuss im Partykeller von Andi Müller bekommen hattest, während »Words« von F. R. David aus den Boxen quäkte, fühltest du dich rundum erwachsen, durftest aber trotzdem noch nicht »Dallas« gucken.

In der Welt war viel geschehen: Der Stern-Skandal um die gefälschten Hitler-Tagebücher war aufgeflogen, RTL hatte

1984 seinen Sendebetrieb aufgenommen. Apple brachte den ersten Mac auf den Markt, Birne polterte durch Bonn, der Regen war sauer – und US-Präsident Ronald Reagan verkündete bei einer Mikrofonsprechprobe die Bombardierung der Sowjetunion ... Häh? Später bedauerte er den Scherz.

All diese Geschichten ließen dich kalt. Du warst nun ein echter Teenager, also damit beschäftigt, unglücklich zu sein. Dein einziges Highlight in der dörflichen Diaspora war der Song »Feels Like Heaven« von Fiction Factory. Du hast das Lied rauf und runter (und dann noch mal von vorne) gehört und fühltest dich für zeitlupenartige Momente in eine Wattewolke gehüllt. Es war so verdammt trist auf Erden – es war die Hölle. Aber »Feels Like Heaven« war ein Hinweis dafür, dass es eventuell doch einen Gott gab.

Dein zweites Highlight war Blondie. (Du wusstest damals noch nicht, dass sie in echt Debbie Harry hieß!) Ei der Daus, gab es eine coolere Frau auf Erden? Blondie war rattenscharf, noch schärfer als Kim Wilde. So wie sie wolltest du auch sein – jedenfalls solange, bis eine andere in dein Leben trat: Sophie Marceau. Du weißt nicht mehr, wie oft du »La Boum – Die Fete« mit ihr in der Rolle der bezaubernden Vic gesehen hast – gefühlt öfter als 1000-mal. Mit deiner Busenfreundin Claudia konntest du jeden Dialog nachplappern: *»Do you really love me? Really really?« – Liebst du mich wirklich und in echt, vielleicht oder nur halb?* Das war die wirklich wichtige Frage im Leben – und nicht die, ob der deutsche Wald stirbt.

Ja, das Erwachsenwerden war schon eine harte Nummer – und dann auch noch diese ständigen Enttäuschungen! Pater Ralph aus der TV-Schmonzette »Dornenvögel« war auch so ein Reinfall. Alle Frauen zwischen 8 und 80 Jahren wünschten sich damals einen »Bravo«-Starschnitt von Pater Ralph alias Richard Chamberlain, denn alle waren in ihn verknallt. Aber der war schwul! Pater Ralph wollte nichts von Frauen! So ein Pech! Und dabei saß der ganze weibliche Teil deiner Familie vor der Glotze, wenn Pater Ralph wieder seinen großen Auftritt in »Dornenvögel« hatte, nur Papa nicht. Den trieb es immer in den Hobbykeller.

Wenn du nicht gerade (unglücklich) verliebt warst, warst du auch ohne jeden Grund unglücklich. Es war wie verhext. Zum Frustabbau hast du dich täglich an deine Heimorgel gesetzt und zur hellen Freude der ganzen Familie stundenlang alle Stücke, die du konntest, rauf- und runtergedudelt: »Ob-La-Di, Ob-La-Da« oder »La Paloma«. Jeder neue Akkord, den du gelernt hast, vermittelte dir das krasse Gefühl von Omnipotenz. Und du hegtest Fantasien: Später würdest du selbst ein Rockstar werden und es allen so richtig zeigen. Da konnte Madonna schon mal einpacken!

Doch alle heißen Träume brachten dich keinen Deut weiter. Das Leben war öde, so verdammt öde! Herrjemine – alles war so krank und kaputt und vor allem: peinlich. Peinliche Leute, peinlicher Geschmack, peinliches Verhalten, peinliches Gerede, peinliches Getue, peinlich, peinlich, peinlich ... Und dann hatte der Frisör dir auch noch eine peinliche Vogelnestfrisur verpasst, einfach nur peinlich, dieser Typ – geht's noch eine Spur peinlicher?

Apropos Spur. Mitte der 80er-Jahre warst du plötzlich von der Spur abgekommen, deine Rockstar-Karriere ernsthaft nach vorne zu bringen. Du konntest deiner Heimorgel nicht viel mehr als ein lahmes »Blue Spanish Eyes« entlocken und hast dein Vorhaben, Evergreens für die Nachwelt zu produzieren, einfach aufgegeben! Traurig war die abrupte Beendigung deiner Laufbahn als Orgelderwisch aber nur für deine Eltern, denn die hatten immer gedacht, dass aus ihrer Tochter mal ein zweiter Ady Zehnpfennig wird, also ein Orgel-King. Aber das wäre dann doch auch super peinlich gewesen, oder nicht? Du als Ady Zehnpfennig?

In Zeiten des Weltschmerzes

Du warst ein einfaches Mädchen vom Land, und deine Pubertät, die Mitte der 80er-Jahre ihren vorläufigen Höhepunkt erreichte, war genauso bescheiden wie die der anderen Halbstarken vom Dorf. Die Zeit bis 1989 war besonders beschwerlich. Die Band Scooter gründete sich und Joachim Kardinal Meisner wurde Erzbischof von Köln. Du hast deine Zeit damit verplempert, weiterhin unglücklich zu sein und griesgrämige Schriften von Arthur Schopenhauer zu lesen.

Für die Mädchenzeitschrift »Mädchen« warst du plötzlich zu alt, Asterix passte aber gerade noch in dein Weltbild. Ach ja, und du warst mal wieder verknallt – diesmal in Boris Becker, der in Wimbledon absahnte. Judd Nelson aus »The Breakfast Club« war viel cooler, aber du fandest ausgerechnet den Rotblonden mit seiner erotischen Hau-drauf-Mentalität rattenscharf. Ansonsten dümpelte alles so vor sich hin. Du hattest dich für die dunkle Seite des Mondes entschieden – Tristesse total, wohin du auch schautest. Vielleicht lag's an Tschernobyl. Die Luft war einfach stinkiger geworden. Und auch der Ton, was ja in Bezug auf Musik gar nicht schlecht war!

Anfang der 80er-Jahre hatte Joy Division den verborgenen Weltschmerz des Jahrzehnts auf den Punkt gebracht. Nachdem Ian Curtis sein musikalisches Testament abgelegt hatte, erhängte er sich konsequenterweise. Die Stunde der Darkness hatte geschlagen, und die ersten Gruftis krochen aus ihren Löchern. Aber dir einen Sarg ins Schlafzimmer zu stellen, ging dir dann doch zu weit. Bei einer Klassenfahrt nach Bristol hattest du in einem Londoner Shop eine Platte von The Style Council in die Finger gekriegt und dich spontan in den Seitenscheitel von Paul Weller verknallt. Einen Winter lang hast du nur an ihn gedacht, also an Paul und seine coole Frisur. Cool waren die 80er. Cool war in. Nur auf dem platten Land hatte man das noch nicht begriffen.

Immerhin bot die Dorfdisco Steuber ein wenig Zerstreuung: Der Schuppen war seinerzeit »The Place to be« – also so eine Art überregionaler Heiratsmarkt für die Landwirte in der Umgebung, denn damals gab es noch nicht »Bauer sucht Frau«. Bei Steuber hast du deinen ersten Freund gefunden und wieder verloren. Und den größten Teil der Zeit hast du dort mit deiner besten Freundin Frederike verbracht, um »Männer zu gucken«. Jeden Abend stand ein neues Objekt im Fokus eurer Aufmerksamkeit, und so verliebtest du dich in rascher Abfolge nacheinander in Kalle, den affengeilen Bierkistenträger, Kalle, den charmanten Bierzapfer, und Kalle, den hotten Dorfdisco-DJ. In Wiedensahl hießen einfach alle Männer Kalle – und wenn nicht, wurden sie halt trotzdem so genannt. Umso spannender war es, wenn ein Ortsfremder im Saal stand, was selten genug vorkam. Dann holten Frederike und du aufgeregt, aber konspirativ Erkundigungen über diesen Burschen ein.

»Du, Kalle, sag mal, wer ist das denn, der Typ auf der Tanzfläche, kennst du den?«

Die stille Dorfpost war schneller als Twitter: »Ach, der. Das ist Kalle.«

Ach so, Kalle, war ja klar!

Auf dem platten Land war es nicht nur eintönig, nein, der Zeitgeist war auch stehen geblieben. Von Punk hatte man dort noch nichts gehört, dafür ganz viel von Hardrock und Metal – harter Stuff für Bauern eben, ist doch klar: Wer morgens um 5 Uhr den Schweinestall ausmistet und danach einen Hirscheber ausweidet, will abends AC/DC hören und keine Problemmusik von The Cure. Und so spielte DJ Kalle das Beste von Bon Jovi und Deep Purple: »Smoke On The Water« – so lange, bis die Ohren bluteten – du hast heute noch einen Tinnitus davon. Auf den hotten Shit von Bands wie The Smiths hast du bei Steuber vergeblich gewartet. Wenn's hochkam, spielte Kalle mal was von Madness. Aber von Gegenbewegung und Chaos hatte der noch nichts gehört. Ach je, mit so einem Typen war doch nichts anzufangen.

Du hast deinen Frust kompensiert, indem du dich in deine Gemächer zurückzogst, um progressive Lektüre zu inhalieren. Das Yuppie-Magazin »Tempo« war eine deiner geistigen Tankstellen – warum auch immer. Denn: Du warst doch gar kein Yuppie! Auch kein Popper, Rocker, Punker, Ted, Grufti, Rapper oder was da sonst noch alles rumturnte. Für alles gab es eine Schublade, aber du wolltest in keine rein und deinen eigenen Stil kreieren. Aber was war das für einer? Dorf-Mod mit vermurkster Vogelnestfrisur?

Du konntest die Frage nicht beantworten, hast dich aber in diesem Moment von deiner Lieblingsdorfdisco verabschiedet. Von nun an ging es mit deiner Busenfreundin Nicole ins nahe gelegene Jugendzentrum. Der Sound dort war sauschlecht, aber die Boys umso schärfer. Du warst ständig in irgendeinen Schlagzeuger verknallt. Das ging alles ganz schnell, ein Blick reichte – schon hatte es wieder »ZOOM« gemacht. Du erinnerst dich auch noch an die tiefschürfenden Gespräche mit deinem Schulfreund Konrad. Konrad war linksalternativ, ein bisschen älter, und er hatte das System durchschaut: Das System war scheiße! So was von scheiße! Ihr wolltet mehr, zum Beispiel eine Weltrevolution. Und ihr hattet Sehnsucht nach dem Dunklen, ihr wolltet das »Darke« in euch ausleben. Konrads Ding war Indie-Mucke und »Independent« das Zauberwort der Stunde. Alle jungen Leute wollten nämlich unabhängig sein. Raus aus dem Dorf und nichts wie weg! Aber wohin bloß? Am besten in die nächste Stadt.

Endlich erwachsen?

Auf einmal waren die 80er Schnee von gestern und Stromgitarren angesagt. Man hörte ihn schon, den Sound der Revolution, der im Untergrund polterte. Dort unten arbeiteten sie hart im Schweiße ihres Angesichts mit scharfkantigen Crossoverriffs: Grunge war der Star. Und Kurt Cobain – wieder so ein Typ, der den Tod liebte – wurde zur Galionsfigur deiner Generation.

Dein Erweckungserlebnis hattest du mit 18, als du zum ersten Mal »Freak Scene« von Dinosaur Jr. hörtest. Wow, das war der Sound der Befreiung aus dem Geiste desjenigen, der stets alles verneint! Für die nächsten 80 Monate war »Freak Scene« dein Song. Und egal, auf welcher Party du gerade gelandet warst, spätestens nach dem dritten Bier musstest du zum DJ hin und ihn dazu zwingen, »Freak Scene« zu spielen: »Ey, spiel mal FREAK SCENE und nicht so DOOFE MÄDCHEN-MUSIK!«

Endlich warst du erwachsen, also zumindest volljährig, und hattest dir in einem vogelkäfiggroßen Wohnklo in Hannover dein eigenes Reich geschaffen. Das war die große Freiheit, nach der du dich immer gesehnt hattest! Hannover! Bright Lights – Big City! Dir ging es hervorragend, ja, du hast dich pudelwohl gefühlt, zum Beispiel in dem Sowi-Studenten-Loch Elchkeller, wo die Ökofreaks sich tummelten. Glücklich ließest du dich von dem alltäglichen Dozentengeschwafel einlullen, von endlosen Schachtelsätzen mit ganz viel Substantiven samt krasser imperativer Message.

Schwurbel, schwurbel ... Herrschaftsmechanismus!

Schwurbel, schwurbel ... Dialektik der Aufklärung!

Im Institut für Politische Wissenschaften gab es einen Dozenten namens Lothar Lubinsky, der den Guerillakrieg mit Che Guevara noch direkt miterlebt hatte oder jedenfalls so aussah. Das war ein echt unaufgeregter Typ, der noch Zeit für seine Studentinnen hatte und stundenlang – auch nach Seminarschluss – mit ihnen über prekäre Arbeitsverhältnisse in der Dritten Welt, aber auch über das Leben im Allgemeinen und das Lieben im Besonderen quatschte. Für junge Soziologiestudentinnen, die stets um einen möglichst hohen Grad an Genauigkeit in der wissenschaftlichen Sprache bemüht waren, gab es natürlich nichts Schöneres, als unnütze Debatten über abstrakte Themen wie die »Reproduktion gesellschaftlicher Konflikte im Individuum«. Damals hatte man als Studentin ja noch Zeit, die empfohlenen Bücher tatsächlich während der Semesterferien zu lesen, malochen musste man damals noch nicht. Und so lerntest du Marx, Adorno und all die anderen Freaks aus erster Hand kennen ... Und konntest mit Worten um dich werfen, wenn dein Freund – ein Maschbauer – dir mal wieder dumm kam.

Das ganze Leben war dialektisch! Es gab kein richtiges Leben im Falschen! Punkt.

Manno, du warst echt schlau.

Nicht nur theoretisch konntest du Nüsse knacken, auch im Nachtleben gab es Herausforderungen. Die Mauer war gefallen. Die Zukunft sah rosig aus, und am Horizont ging die Techno-Sonne für die Kinder der Loveparade auf. Dieses neue hedonistische Zeitgeistgefühl spiegelte sich in Filmen wie »Trainspotting« wider: »Choose Your Future – Choose Life« lautete die Botschaft dieser abgefuckten Heroin-Clique aus Edinburgh. Der Soundtrack zum modernen Drama fehlte auf keiner Party. Auf einmal standen die beiden Antipoden – König Rock 'n' Roll und Rebell Techno – zusammen am Biertresen. Ausgestochen wurden beide – und zwar von Iggy Pop. Iggy hatte schon die 60er-Jahre mit irren Sounds aufgemischt. Und jetzt war der Typ immer noch lebendig, obwohl er keinen einzigen Rave ausgelassen hatte. Was für eine Lichtgestalt! Gab es eine coolere Sau auf Erden als Iggy? So offen wie dieses kleine Arschloch war für einen kurzen Augenblick auch die Gesellschaft, in der du lebtest. Vieles war möglich. Alles mischte sich, und du hast zu Madchester-Rave, HipHop und Schlager gleichzeitig getanzt. Bad-Taste-Partys waren ebenso lustig wie eine Nacht in einem esoterisch angehauchten Club, wo sich auf dem Dancefloor Männer tummelten, die – eingehüllt in buntes Tuch – putzige Voodoo-Moves aufführten.

... Ach ja, der fantastische Soundtrack deiner Jugend, er wird dich ewig begleiten – jedenfalls so lange, wie du lebst. Was wärst du ohne deine Lieblingssongs? Ohne all die herrlichen Erinnerungen an eine Zeit, als Chaos auf der Tanzfläche noch angesagt war? Weichgespülte Ed-Sheeran-Fans haben natürlich keinen Schimmer, wovon du redest. Die können es sich heute schließlich gar nicht mehr leisten, von der Revolution zu träumen. Deshalb trinken die auch so viel Bionade – ein Drink, den Iggy nie angerührt hätte! Du hältst das Andenken an diesen wilden Knaben jedenfalls hoch und läutest das nächste Iggy-Pop-Revival in deinem Schlafzimmer ein. Der ewige Teenager in dir will Heimat finden! Und darum drehst du den Pegel ganz nach oben.

DANCE!
MOVE YOUR ASS!
GEH INS OFFENE!
YEAH!

Wenn nix mehr hilft, hilft nur eins: Laberyoga mit der besten Freundin

Neben ausgefeilten Theorien auf hohem Amateurniveau habe ich mit meiner besten Freundin Else noch eine weitere Gemeinsamkeit: Wir kommen beide vom Dorf und wissen, was uns guttut – nämlich die therapeutische Aussprache, frei übersetzt: Laberyoga.

Neulich war es für uns wieder an der Zeit für ein tiefenesoterisches Gespräch über subjektive Befindlichkeiten und unser Standing in der Welt. Dabei ging es um all das, was uns gerade beschäftigt, und um Fragen wie: Wie sind wir zu denen geworden, die wir aktuell sind? Und wie werden wir einmal sein?

In der goldenen Mitte des Lebens angekommen, gibt es für mich nichts Bedeutsameres als tiefenesoterische Plaudereien über das Dasein im Allgemeinen und den eigenen Blick darauf im Besonderen. Denn im Gegensatz zu energieraubendem Smalltalk sind diese nährenden Thementalks tief entspannend und dienen der Psychohygiene und dem Druckablass. Wie so oft im Alltag lässt sich so ein frei florierender Gedankenaustausch, bei dem zwei Menschen miteinander auf Sendung gehen und die Funken nur so sprühen, nicht künstlich oder krampfhaft erzeugen. Else und ich waren plötzlich in so eine Art Flow geraten. So ein Zustand ergibt sich meist unerwartet und ist ein Geschenk aus der Tiefe des Raumes.

Jeder kennt dieses Gefühl, wenn man ganz in einer bestimmten Tätigkeit aufgeht und dabei völlig die Zeit vergisst; dieses Gefühl, wenn alles läuft und gelingt – und zwar mühelos, ohne jede Anstrengung und wie im Rausch. Für Psychologen ist der Flow eine Erfahrung, die sich häufig einstellt, wenn man etwas tut, das man mit spielerischer Leichtigkeit beherrscht. Ein virtuoser Pianist könnte zum Beispiel vom schwebenden Gefühl des Flows übermannt werden, wenn er eine Partitur übt, die ihn weder überfordert noch langweilt. Schade ist, dass sich dieser Zustand genauso wenig heraufbeschwören oder erzwingen lässt wie das Glück. Doch das Gute ist, dass man das herrliche Gefühl des ausgependelten Gleichgewichts theoretisch jederzeit finden kann – beim Schreiben oder Malen, während einer ausschweifenden Nacht, in Bewegung und in der Liebe.

In einer Zeitung habe ich einen Text über seltsame Hobbys gelesen. Berichtet wurde über eine ältere Frau, die es liebt, in ihrer Freizeit gerade, in eine Richtung laufende Linien zu zeichnen. Die Vorstellung, dass diese Frau an ihrem Küchentisch sitzt und stundenlang von unten nach oben oder von rechts nach links Linien auf ein Blatt Papier malt, ist skurril. Aber ich bin mir ziemlich sicher, dass sie mit ihrem Hobby gefunden hat, wonach andere ihr Leben lang verzweifelt suchen, nämlich das Gefühl der tiefen Befriedigung, das diese Tätigkeit über jeden Zweifel erhaben sein lässt.

Wenn vermeintlich primitive Beschäftigungen einen Menschen in freudige und ausgelassene Schwingungen versetzen, sollte er diese Aufgaben mit entsprechender Hingabe zelebrieren. Ein Mann, der es liebt, verquaste Bilder in Öl zu malen, obgleich sein Pinselstrich dem eines Dreijährigen gleicht, sollte es einfach tun, selbst wenn andere ihn belächeln. Und eine Frau, die nicht kochen kann, sollte ihre Suppe nach Herzenslust versalzen dürfen, sofern andere diese nicht auslöffeln müssen. Tatsächlich gibt es mit an Sicherheit grenzender Wahrscheinlichkeit viel zu viele Menschen auf diesem Planeten, die ihre Zeit mit Beschäftigungen verplempern, die sie gar nicht glücklich machen, die aber gesellschaftlich anerkannt sind wie zum Beispiel das »Tatort«-Gucken. Wer aber dauerhaft nicht tut, was den Flow in ihm entfacht, über dem hängen eines Tages graue Wolken. Weil er sich nicht auf das Schöne konzentriert und seine Energie an etwas verschwendet, das ihm nichts bedeutet.

Wohin es führt, wenn ein Mensch in ein Amt gerät, in das er nicht passt, sieht man oft genug. In diesem Sinne kann ich nur jedem empfehlen, eine Tätigkeit für sich zu finden, die ungeahnte Kräfte in ihm freisetzt. Denn nur so kann man dem Alltagseinerlei dauerhaft mit einem beschwingten Om – dem heiligsten aller Mantren – trotzen.

Motto: Let it flow, let it flow, let it flow.

Brief an die hotte Ü50-Lady-Bitch: Glück passiert im Kopf

Liebe Ü50-Lady-Bitch!
Du bist jetzt 50 und todunglücklich darüber, dass dein Fleisch langsam welk wird? Dann bedenke Folgendes: Überhaupt geboren zu werden ist unwahrscheinlicher als sechsmal im Leben im Lotto zu gewinnen. Hör also auf mit dem Geheule, dass die Hälfte deines Lebens um ist. Dich gibt es nur einmal auf der Welt, darum mach was draus! Nutze den Tag und knutsche einen Elch, bevor die Sonne untergeht.

Bedenke: Deine Zeit auf Erden ist begrenzt und kostbar. Frage dich, mit wem du sie am liebsten verbringen willst, und dann verschwende deine Restjugend, aber gründlich!

Wenn du dich bereits für einen Lebensentwurf entschieden hast, heißt das nicht, dass ein anderer davon ausgeschlossen ist: *Life is a changing!*

Träume sind keine Schäume. Dahinter verbergen sich unerfüllte Wünsche, die dich daran erinnern, dass dein Leben mehr ist als ein täglicher Kantinenfraß. Wer Leben mit Absitzen verwechselt, hat das Wesentliche nicht kapiert. Leben ist keine Vollkaskoversicherung, gescheiterte Versuche gehören zum Geschäft, und jede Krise birgt eine Chance auf Besserung: *Life is a ch-ch-ch-changing, Babe!*

Glaube nicht, dass die besten Jahre schon hinter dir liegen und große Sprünge nicht mehr möglich sind. Das ist der reinste Bullshit, weil der Begriff »groß« relativ ist und das Wort »Sprung« dehnbar. Sei froh, dass du es bis hierhin geschafft hast, und trauere weder um verpasste Gelegenheiten in der Vergangenheit noch um Kinder, die aus dem Haus sind, oder Mr. Himbeertoni, der dich kürzlich verlassen hat.

Freu dich lieber über all die schönen Erlebnisse, die du dir bei Gelegenheit immer wieder ins Gedächtnis rufen kannst, und fang an, neue und wertvolle Andenken und Erinnerungen zu sammeln, die dich eines Tages vor der Vergreisung schützen werden.

Denn merke: Nur wer aufgerüstet mit einem ganzen Arsenal an Erfahrungen in seine 70er- und 80er-Jahre schlittert, ist gut gewappnet gegen die Tücken des Lebens. Bunkere jetzt für schwere Zeiten vor – und du wirst länger glücklich sein, denn: Glück passiert im Kopf!

... Und irgendwann wirst du merken: Älterwerden ist wie eine Sitzung bei deinem Lieblingsdoc: Erst tut es ein bisschen weh, aber dann wird es besser! Training hilft, trinken manchmal auch. Prost, du alte Nuss!

NACHWORT

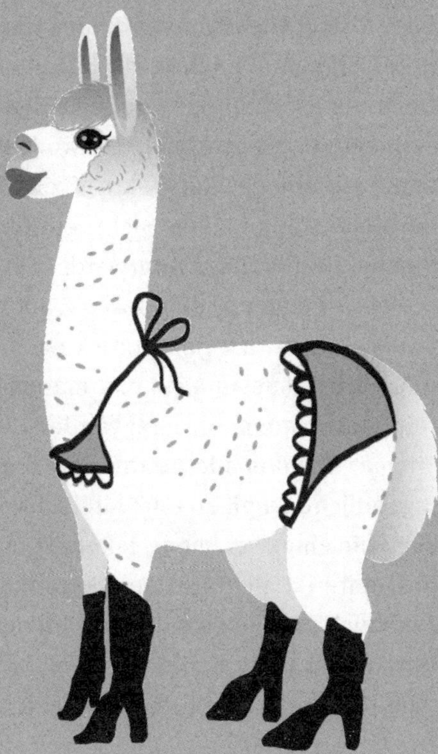

Wie ich dazu kam, dieses Buch zu schreiben

Los ging alles, kurz bevor die Menschheit das erste Corona-Kapitel aufschlug. Ich hatte meinen geliebten Job bei einem hannoverschen Stadtmagazin nach Jahren des unermüdlichen Einsatzes verloren und wollte endlich ein Buch über meine Erfahrungen in der Branche schreiben: ein Buch über alte weiße Männer, die sich dem Schreiben verschrieben haben. Am Rande ging es dabei auch um Frauen.

Den ersten Teil des Manuskripts schickte ich an einige Agenturen und Verlage und freute mich wie doof, als die Chefin einer Literaturagentur aus Hamburg Interesse bekundete. Ich sah ihn schon vor mir: meinen ersten Bestseller. Doch als ich dann mit großen Augen im Büro der Agentin saß, enttäuschte sie mich: Sie wolle kein Buch lesen, in dem eine Frau aus der Perspektive von Männern schreibe, sondern eines aus meiner Sicht, ein Buch aus der weiblichen Perspektive über das Älterwerden.

Klar – Frauen und ihre Angst vor dem Alter, das war ein Dauerbrenner. Ich fuhr zurück nach Hannover und war geplättet. Ich musste mich erst mal mit diesem Gedanken anfreunden: Frauen, die älter werden ... Natürlich – das war ein Thema, das uns alle betraf. Aber was hatte ich als Berufsjugendliche damit zu tun? Älterwerden – das war in etwa so sexy wie eingewachsene Zehennägel. Doch als ich zu Hause das Material sichtete, bemerkte ich, dass ich in meinem Tagebuch und vielen Kolumnen oft um dieses Thema kreiste. Unbewusst hatte ich mich schon lange damit befasst: mit dem Alter und der Vergänglichkeit. Kurzerhand entschied ich, meinen angebrochenen Roman in der Schublade verschwinden zu lassen und mich auf das neue Projekt zu stürzen: Frauen, die älter werden.

Dann kam Corona, und das war gar nicht lustig. Im ersten Pandemiejahr kämpfte ich mit innerer Antriebslosigkeit. Sobald ich mein Homeoffice geschlossen hatte, traf ich mich mit Freundinnen zu langen Spaziergängen und sprach mit ihnen über Hitzewallungen und Lebenskrisen. Sapperlot – plötzlich führte ich quasi gezwungenermaßen das Leben einer mittelalten Frau und war mittendrin im Trendthema. Schwierigkeiten mit den Wechseljahren hatte ich damals noch nicht. Meine Menstruation kam noch relativ regelmäßig. Und so hatte ich wie gewohnt mit dem prämenstruellen Syndrom zu kämpfen und fühlte mich des Öfteren wie das weinende Kamel aus dem gleichnamigen Film. Hinzu kam das Elend, das Corona mit sich brachte: Die AHA-Regel – Abstand, Hygiene und Alltagsmaske – verhagelte mir mein altes Single-Leben, ein Leben mit vielen Lieblingsgewohnheiten wie der, nachtsüber mit Else um die Häuser zu ziehen und mich dabei jung zu fühlen.

Die Möglichkeit, wenigstens partiell aus der Rolle zu fallen und aus dem Alltag zu flüchten, war nicht mehr gegeben. Es war verboten, fest zu feiern, und wir waren auf uns selbst zurückgeworfen. Dementsprechend »semi« ging es mit dem Buchprojekt voran. Diszipliniert, wie ich nun mal bin, hatte ich zwar längst ein Inhaltsverzeichnis erstellt. Es haperte allerdings an einer Sache, die beim Schreiben nicht ganz unwichtig ist: Ich fand nicht den richtigen Ton. Was ich beherrschte, das war die satirische Sicht auf die Dinge. Ich bin eine Meisterin des überzogenen

Spottgedichts und liebe es, Glossen zu schreiben, in denen ich alles und jeden – vor allem mich selbst – durch den Kakao ziehen kann.

Der ironische Tonfall liegt mir – er ist ein geeignetes Mittel, um Menschen auf Abstand zu halten und persönliche Erlebnisse kühl und distanziert betrachten zu können. Doch allzu spitzzüngige Worte passten nicht zum Thema Älterwerden. Da ich mit dem satirischen Blick nicht weiterkam, verfiel ich zunächst in einen sachlichen Ton, einen journalistischen Schreibstil, und entfernte mich immer weiter von der Idee, das Älterwerden aus persönlicher Sicht zu schildern. Der Agentin fiel es eher auf als mir: »Ich vermisse Ihre eigene Stimme in den Texten«, sagte sie.

Tatsächlich lag sie richtig mit diesem Einwand – das Schreiben in der Ich-Perspektive lief dann plötzlich erstaunlich gut. Im zweiten Corona-Jahr kam es in den Fluss, während ein anderer in mir – sorry, Sparwitz – für immer versiegte. Zwar fühlte ich mich im Homeoffice nicht so glamourös wie Carrie Bradshaw, aber ich schrieb auch nicht länger um den heißen Brei herum und versteckte mich nicht mehr hinter meinen eigenen Worten. Inspiriert von Daniel Schreiber, der in autobiografisch gefärbten Büchern wie »Allein« intime Einblicke in sein Leben als Langzeit-Single gab, fühlte ich mich dazu animiert, nicht mehr mit meiner Geschichte hinter dem Berg zu halten. In »Allein« nennt Schreiber Gründe dafür, warum Menschen unglücklich sind. Einer davon ist, dass einige Ältere teilweise krampfhaft an ihren Jugendträumen festhalten, obwohl sie de facto nicht (mehr) zu realisieren sind. Wer solche Illusionen trotzdem nicht loslassen kann, tue sich selbst weh, so Schreiber.

Mit dieser Weisheit konnte ich viel anfangen, schließlich hatte ich mich zuletzt in den Traum verkrallt, ich müsse mir schnell noch einen Silberrücken angeln, bevor meine Haare grau werden.

Corona, die Wechseljahre und mein Liebeskummer ... Alles auf einmal war zu viel und gleichzeitig der Motor dafür, mich eingehender mit meinen Mustern zu beschäftigen.

Was für ein Befreiungsschlag auf meine alten Tage hin!

ANHANG

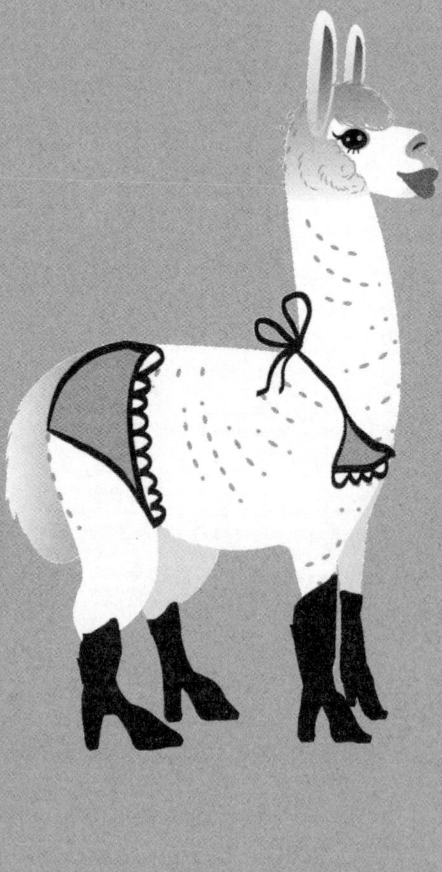

Widmung

Mein Buch widme ich allen mittelalten, kinderlosen und alleinstehenden Frauen, die an mangelnder Selbstliebe leiden und glauben, dass nur ein Mann, ein Kind, ein Haus sie glücklich machen kann: *Hey Ladys, ihr seid nicht allein, und es gibt keinen Grund zu verzweifeln! Wartet nicht auf euren Traumprinzen. Leben ist das, was passiert, während der vermeintliche Prinz auf seinem weißen Schimmel wieder mal an euch vorbeigaloppiert. Wartet nicht darauf, dass er euch mitnimmt. Ihr seid schon groß, nehmt euch lieber selbst an die Hand!*

Mögliche Einwände von Unbeteiligten kann ich mir vorstellen: Sind alleinstehende Frauen ohne Kinder nicht einfach nur selbstbezogen und defizitär? Wozu sind sie gut, was ist ihr Zweck? Warum sollte man ihnen ein Buch widmen? Alleinstehende Männer in der Andropause sind ja bereits ein Gräuel! Aber die können sich auch kurz vor dem Abnippeln noch eine knackige 20-Jährige suchen und ein paar Kids zeugen, oder?

Ups – jetzt habe ich es wieder getan und meine Gedanken völlig überspitzt in satirische Worte gefasst. Aber so denken doch die meisten Menschen – oder liege ich falsch?

Es mag ja sein, dass die ganze Last der Erziehung – und damit auch die Gewähr für unsere Zukunft – auf den Schultern der Mütter liegt. Dass sie es sind, die das Rad am Laufen halten – und dass ohne sie nichts rund läuft. Aber wenn wir heutzutage heiß über Themen wie Gendergerechtigkeit diskutieren, gehört es dazu, auch endlich den Ballast der Scham von jenen Frauen zu nehmen, bei denen die biologische Uhr nicht tickt und die den gesellschaftlich anerkannten Weg des Wohlgefallens (warum auch immer) nicht gehen wollen. *Hey, wir können tun und lassen, was wir möchten. Und das ist auch gut so!*

Papier ist geduldig, und darum schreibe ich es an dieser Stelle *loud* und *proud*: Ja, auch ich gehöre zu dieser Randgruppe und bin weder verbittert noch unglücklich. Meine eigenen Schwächen habe ich im Gegensatz zu vielen anderen im Blick. Schön wäre es, wenn ich eines Tages dazu fähig wäre, sie anderen auch ohne Scham zeigen zu können. Ob es mir gelingt, weiß ich nicht. Solange ich aber Entscheidungen nicht aus Angst treffe, sondern aus Freude, wird das Älterwerden für mich ein Projekt bleiben, das täglich spannende Perspektiven bietet. Also fickt euch, ihr Pimmelköppe, und räumt erst mal vor eurer eigenen Haustür auf.

Dank

Mein herzlichster Dank geht an ...
... meine Familie und meine Eltern mit all ihren Eigenheiten: Was wäre ich ohne euch? Nichts. Und nur weil ihr so anders seid als viele andere, bin ich auch irgendwie ein bisschen anders geworden. Und das ist auch gut so!

... meine Freundinnen: Schön, dass es euch gibt! Ohne euch wäre alles nichts!

... Else: Ohne deinen spirituellen Beistand, deine irren Ideen, deinen urkomischen Sachverstand und deine sensitiven Eingebungen wäre dieses Buch nicht entstanden. Merci chérie!

... Frau Keller, Stefanie Stahl und Paula Lambert: Für mich seid ihr die Ladys der Stunde – Frauen, die den Feminismus über den Hintereingang der Psychologie endlich ins 21. Jahrhundert katapultieren. Ich bin mir sicher: Wenn es uns als Gesellschaft eines Tages gelingen sollte, uns friedlicher, liebevoller und nachhaltiger aufzustellen, habt ihr einen großen Anteil daran. Ich musste 51 Jahre alt werden, um mit eurer Hilfe die Mechanismen zu erkennen, die mich daran hinderten, mich selbst zu entfalten. Junge Menschen haben sofort die Chance dazu. Sie können sich selbst heilen, wenn sie es denn wollen. Das macht Hoffnung auf eine Zukunft, in der Männer wie Donald Trump und Wladimir Putin die Welt nicht mehr mit in ihren Morast ziehen können.

Ich danke auch allen Männern, in die ich im Laufe der Zeit unglücklich verliebt war. Ohne euch hätte ich nicht so viel über mich gelernt.

Special Thanks gehen raus an Viggo und Jakob: Schön, dass ihr kein Problem damit habt, dass ich meine – und ein Stück weit auch eure – Geschichte mit der Welt teile. Ihr habt euch im Nachklapp supersmart und cool verhalten.

Bedanken möchte ich mich auch beim GU-Team, insbesondere bei Ariane Hug und Imke Rötger, sowie bei meiner Literaturagentin Nina Arrowsmith für ihr gutes Gespür und bei ihrem tollen Team für die wunderbare Zusammenarbeit.

Impressum

GRÄFE
UND
UNZER

GU ist eine eingetragene Marke der GRÄFE UND UNZER VERLAG GmbH,
www.gu.de

ISBN 978-3-8338-9017-8
1. Auflage 2023

Projektleitung: Ariane Hug
Lektorat: Imke Rötger
Umschlaggestaltung und Layout: ki 36 Editorial Design, Daniela Hofner
Bildnachweis: Getty Images
Autorinnenfoto: Martin Rohrmann
Herstellung: Markus Plötz
Satz: Uhl + Massopust, Aalen
Reproduktion: LUDWIG:media, Zell am See
Druck und Bindung: Livonia

Umwelthinweis: Dieses Buch wurde auf PEFC-zertifiziertem Papier aus nachhaltiger Waldwirtschaft gedruckt.
Die GU-Homepage finden Sie unter www.gu.de

Wichtiger Hinweis

Die Gedanken, Methoden und Anregungen in diesem Buch stellen die Meinung bzw. Erfahrung der Verfasserin dar. Sie wurden von der Autorin nach bestem Wissen erstellt und mit größtmöglicher Sorgfalt geprüft. Sie bieten jedoch keinen Ersatz für persönlichen kompetenten medizinischen Rat. Jede Leserin, jeder Leser ist für das eigene Tun und Lassen auch weiterhin selbst verantwortlich. Weder Autorin noch Verlag können für eventuelle Nachteile oder Schäden, die aus den im Buch gegebenen praktischen Hinweisen resultieren, eine Haftung übernehmen.

GRÄFE UND UNZER Verlag
Grillparzerstraße 12
81675 München
www.graefe-und-unzer.de

GRÄFE
UND
UNZER

Ein Unternehmen der
GANSKE VERLAGSGRUPPE